寝たきり・腰痛・ひざ痛を防ぐ

「おしり」を鍛えると一生歩ける！

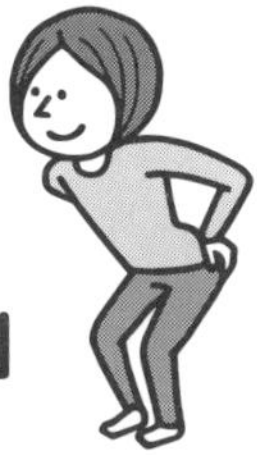

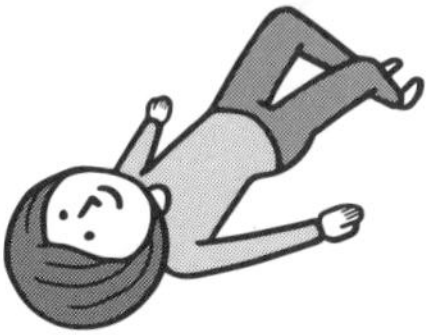

ヒップアップ・アーティスト
松尾タカシ【著】

広島大学大学院医歯薬保健学研究院 助教
前田慶明【監修】

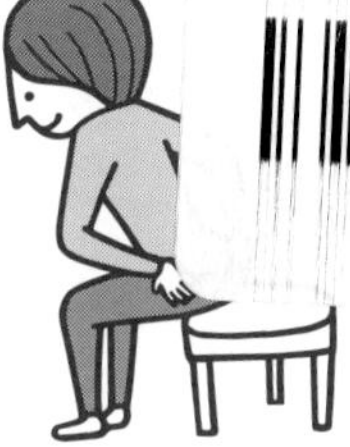

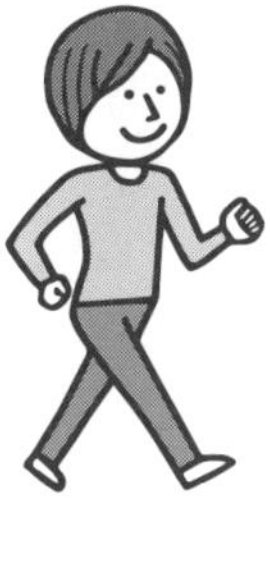

池田書店

はじめに

「おしりの大切さ」をたくさんの方に伝えたい。その思いを胸にこの本を書かせていただきました。おしりは見ためでは身体の一部分に過ぎませんが、おしりの持つ可能性には底知れないものがあります。

なぜ、おしりを鍛えたら一生歩けるのか。その答えはおしりの筋肉にあります。おしりの筋肉を構成する「抗重力筋」は、身体を垂直方向に支える、バランスをとる、関節を保護するなどの重要な役割を担っています。また、おしりの筋肉が身体の中で最大・最強の筋肉であることも、おしりが歩行のカギとなるひとつの理由です。

実は、スポーツで活躍されている選手の中にも、このおしりを中心とした抗重力筋の強化を行っている人は多く、彼らの共通の特徴として「運動量が多くてもケガが少ない」「パフォーマンス力を長時間維持できる」というものがあります。それは、おしりがほかの筋肉や関節への負担を軽減してくれているからです。

近年、認知症と歩行スピードとの関係が重要視されており、歩行スピードがある一定基準より低下すると認知症になる可能性が高いと言われています。おしりの筋肉は、二足歩行に欠かせない筋肉です。おしりの筋肉が弱くなれば歩行動作が困難になり、歩行スピードが低下し始め、認知症のリスクも高まるということです。

現在しっかりと歩けている方は、そのような心配はいらないと思いがちですが、おしりの筋肉は衰えやすく、みなさんが知らないうちに退化を始めます。そのため、普段からおしりの筋肉を意識して、おしりの筋肉に特化した運動を行うことが、いつまでも最高に健康で、笑顔で楽しく過ごすために必須の生活習慣だと私は思っています。

おしりのトレーニングに年齢は関係ありません。今、おしりの筋肉が弱くなっていても大丈夫。おしりは鍛えれば何度でも復活させることができます。そのためにはまず「おしりの大切さ」を知る必要があります。この本にはその情報がたくさん詰まっています。この本がみなさんの笑顔のために少しでもお役に立つことを心より願っております。

ヒップアップ・アーティスト　松尾　タカシ

目次

第2章 簡単なのに効く！ おしりの筋トレ

実践！　おしりエクササイズ

第3章　おしりで人生が変わる！

第4章 おしりは何歳からでも鍛えられる！

【参考文献】

『脳性麻痺の整形外科的治療』（松尾隆著　創風社）、『脳性麻痺と機能訓練　改訂第2版』（松尾隆著　南江堂）、『生命形態学序説　根源形象とメタモルフォーゼ』（三木成夫著　うぶすな書院）、『多関節運動連鎖からみた変形性関節症の保存療法　刷新的理学療法』（井原秀俊・木藤伸宏・加藤浩編　全日本病院出版会）、『運動機能障害症候群のマネジメント』（シャーリー・A・サーマン著　竹井仁・鈴木勝・小倉秀子ほか訳　医歯薬出版）、『観察による歩行分析』（キルステン ゲッツ・ノイマン著　月城慶一・江原義弘・山本澄子・盆子原秀三訳　医学書院）、『筋骨格系のキネシオロジー』（ドナルド・A・ニューマン著　嶋田智明・平田総一郎ほか訳　医歯薬出版）、『ペルビック・アプローチ　骨盤帯の構造・機能から診断・治療まで』（ダイアン・G・リー著　丸山仁司訳　医道の日本社）など

第1章

「おしり」で
健康寿命を延ばす!

5人に1人が「要介護」の時代

あなたは自分が将来寝たきりになったときのことを考えたことがありますか。今、元気な方は「いつか寝たきりになるかもしれない」なんて、なかなかイメージできないのが現実だと思います。

しかし**加齢とともに、足腰はどうしても弱くなってしまいます。**すると、歩いたり走ったりする機会も減ってきて、さらに足腰が弱くなる負のループに陥ります。そして、結果として「寝たきり」状態になる可能性が高まります。

みなさんもご存知の通り、日本は世界でも有数の長寿国であり超高齢化社会の国です。

2012年の国立社会保障・人口問題研究所のデータによれば、65歳以上の高齢者の数は2010年の人口比率で23％前後、2030年には30％を超えるのではないかと言われています。寿命が延びること自体は良いのですが、それと同時に介護を必要とする高齢者が増加の一途をたどっています。厚生労働省の調査によると、要支援や要介護に認定された高齢者の数は、**2000年では約218万人だったのに対して、2013年には約564万人にまで増加しています。**2013年における65歳以上の高齢者の人口が約3186万人なので、おおよそ5人に1人が介護を要する状態にあると言えます。

その原因のひとつとして、骨・関節・神経・筋肉などの運動器の機能低下や機能障害が指摘されており、「ロコモティブシンドローム（運動器症候群）」という名前が付けられています。

要支援・要介護のレベルの中で一番軽度のものが「要支援1」です。これは「立ち上がる」「起き上がる」「片脚で立つ」などの動作を自力でコントロールすることが難しい状態で、先ほど述べた運動器の機能低下や機能障害が原因となります。

それがさらに進むと、下半身の筋力や柔軟性、バランス力、そして心肺持久力など、基礎体力のレベルが低下し、転倒や骨折をしたり、関節障害などの筋骨格《きんこっかく》系疾患が引き起こされ、その結果、介護レベルが重度になってしまうのです。

要支援・要介護の状態になるきっかけは、「立ち上がる」「起き上がる」「片脚で立つ」などの日常生活での極めて基本的な動作の機能が低下することです。

この3つの機能低下に大きく影響しているのが下半身の筋力の低下です。したがって、下半身の筋肉の衰えを抑えて、筋力を維持・向上させていくことが、ロコモティブシンドロームを改善する一番の解決策なのです。

要介護や寝たきりの生活は平均10年

最近、**「健康寿命」**という言葉をよく耳にするのではないでしょうか。健康寿命とは日常生活に支障がなく、制限のない活動レベルが維持できている年齢のことで、通常の「平均寿命」よりも短いのが普通です。

「平均寿命」から「健康寿命」を引いた年数は、身体的に何かしらの不自由を感じる暮らしを送る年数ということになります。この差が開けば開くほど、要支援や要介護、あるいは寝たきりでいる期間が長くなることを意味します。

ちなみに2013年度の厚生労働省のデータによると、男性の平均寿命80・21年に対し健康寿命は71・19年で、その差は9・02年です。女性の場合は平均寿命86・61年に対し健康寿命は74・21年で、その差は12・40年となっています。

男性は平均約9年間、女性は約12年間、死ぬまで人の手を借りなければ日常生活が送れない状態で過ごすということです。日本は延命治療などの医療が進んでいることで、かえって寝たきりの増加を促進しているとも言われています。

今までは、自分の好きなときに、好きなところへ出かけることが当たり前にできたのに、**あるときから少しずつ、トイレに行く、入浴をするといった日常生活ですら誰かにサポートしてもらわなければできなくなるということが現実として起きてくるのです。それが、寿命まで約10年間も続くのです。**いかがでしょうか。考えただけでも「かなりつらい」と思うのは私だけではないはずです。

下半身を鍛えれば死ぬまで自力で歩ける！

この統計上の現実を自分の現実にしないためには、健康寿命を延ばしていく必要があり、個人個人が責任を持って自己の健康管理を進めていくことが不可欠です。

よく昔から「自分の身体のことは、自分が一番わかっている」と言われますが、未来のこととなるとどうでしょうか。「今の自分」だけでなく「10年後、20年後の自分」の健康まで考えて、きちんと把握し、管理することが大切です。

では、そのためには何をすればいいのでしょうか。要支援や要介護になってしまう大きな原因のひとつが、下半身の筋肉の衰えでしたね。つまり**下半身の筋肉の衰えをいかにして防ぎ、筋力を維持し、さらには向上させていくかが問題なのです。**

これが実現できれば、健康寿命と実際の寿命との差が確実に小さくなり、何歳になっても自分の思い通りの活動ができ、気持ちの良い日々を過ごすことができるのです。

「今は元気だし、昔から体力には自信があるから大丈夫」という方もいらっしゃるでしょう。「今」や「昔」を理由に、何もしないで寝たきりへの道をただ進んでいくのか。それとも「未来」の健康寿命を延ばすために、今、自分で行動を起こすのか。人生に正解はありませんから、どちらを選択するかは、ご自分次第だと思います。

けれど、私はあえてみなさんにお聞きします。10年もの間、要介護や寝たきりなどの不自由な生活を送りたいのでしょうか？　それは、本当にあなたが思う理想の毎日なのでしょうか？

黒人の陸上選手はなぜ速く走れるのか

話は学生時代に遡《さかのぼ》るのですが、私は中学から大学2年の夏まで陸上競技の短距離選手として活動していました。私自身は大した選手ではありませんでしたが、そこでたくさんの優れた陸上選手に出会いました。なかでも優れていたのがアフリカ系の選手です。彼らの体型を目の当たりにしたとき、日本人の活躍している選手と明らかに異なっている部分に気づきました。

それが、「おしり」だったのです。身長は日本の選手とさほど変わらないのですが、おしりの発達具合が違っていました。アフリカ系の黒人選手のおしりはとにかく丸く、後ろに突き出ていて、とても目立っていたのです。

もうひとつ、**黒人選手は脚の末端（ふくらはぎ）に向かうほど、細くなっていること**

も特徴でした。一方、日本人の優秀な選手は、おしりよりも太腿やふくらはぎの筋肉がアフリカ系の選手よりも発達していました。

もちろん大会などで良いタイムをたたき出すのは黒人選手です。また、彼らはパフォーマンスが高いだけではなく、ケガが少ないことも特徴でした。日本人選手は、よく太腿の裏側やふくらはぎの肉離れなどのケガをするのですが、アフリカ系の選手はこのようなケガが少なかったのです。

健康寿命を延ばすカギは「おしり」にあった！

私がおしりのトレーニングを専門的に行うようになったのは、ある高齢の女性のエクササイズ指導を担当したことがきっかけでした。

私は大学卒業後、フィットネスクラブに勤務していました。入社して5年目くらいのとき、私のところに「最近、立ったり歩いたりするのが不自由に感じるので、改善したい」というご依頼が来ました。

依頼主はゴルフが趣味の80代の女性。でも、普段はほとんど歩かない生活スタイルだとおっしゃっていました。私が見ても、その方は椅子から立ったり座ったりする動作があまりスムーズとは言えませんでした。

その当時は、立つことや歩くことがスムーズにできない方には、太腿のトレーニングをメインにエクササイズを組み立てることが一般的でした。しかしそれまでの経験上、**太腿やふくらはぎなどをいくら強化しても、それほど「立つこと」「歩くこと」に対して大きなプラスの変化は見られなかったのです。**

そこで私が注目したのが、脚の付け根にある股関節をコントロールしている**「おしりの筋肉」**でした。その女性のエクササイズプランを考える中で、学生のときに印象に残ったおしりの筋肉が、この女性の悩みを改善するヒントになるのではないかという「ひらめき」があったのです。

そんなひらめきをもとに女性へのマンツーマントレーニングをスタートしました。もちろんトレーニング内容は「おしりの筋肉の発達」をメインとしたプログラムです。

その当時はまだ自分の中で、おしりのトレーニング方法が今ほどはっきりと確立されておらず、試行錯誤を繰り返しながら週1回のトレーニングを続けていきました。

3か月くらい過ぎたある日、女性から「最近、なんだか立ったり座ったりすることが楽になってきたし、ゴルフに行っても以前ほど疲れなくなったよ」という言葉をいただきました。この言葉によって、うれしいという気持ちとともに、おしりのトレーニングの効果に対して少し自信を持つことができたのです。

さらに3か月、おしりに特化したトレーニングを継続していきました。合計6か月間のトレーニングを実施したのですが、**女性は以前と比べて「立つこと」「椅子から立ち上がること」「歩くこと」がすんなりとできるようになり、はっきりと改善が見られたのです。**そのことがきっかけで、ほかのお客様に対しても積極的におしりのトレーニングを実施するようになりました。

この経験によって、「おしりを継続的に鍛えると、立つことや歩くことに大きな改善をもたらすことができる」と確信したのです。この80代の女性との出会いがなければ、今のおしり専門のトレーニングを確立させることはなかったかもしれません。

人間は「おしりの力」で進化した

人間が二本足で歩くこと。これは私たちにとって当たり前のことになっていますが、**この二足歩行を獲得するまでに、実は約5億年の年月を費やしている**ことをご存知でしょうか。

ダーウィンの進化論からひも解くと、人類は海の中の生物から始まっています。その生物が水辺に上がり「両生類」となり、両生類が「爬虫類《はちゅうるい》」へと進化し、さらに「ほ乳類」に進化します。その後「霊長類」から「類人猿」に進化し、ついに「人類」へと到達します。

海の中の生物（脊椎《せきつい》動物）が陸に上がるまで約1億年。それは今から約3億8000万年前のことです。そして、二足歩行になった猿人が出現したのは今から400万年ほど前。つまり、海から上陸して、それから二足歩行に到達するまでに3億年以上という途方もない年月が費やされたということです。これだけでも二足歩行ができる「人類」の奥深さがうかがえます。

人類の大きな特徴は「二足立位」と「二足歩行」ができること。ほ乳類のほとんどは四点支持（4本の脚を使って身体のバランスをとったり、移動したりすること）で身体を支えています。

くわしくは後述しますが、人間の二点支持、すなわち二足で立つことに、「おしりの筋肉」が大きく関わっているのです。

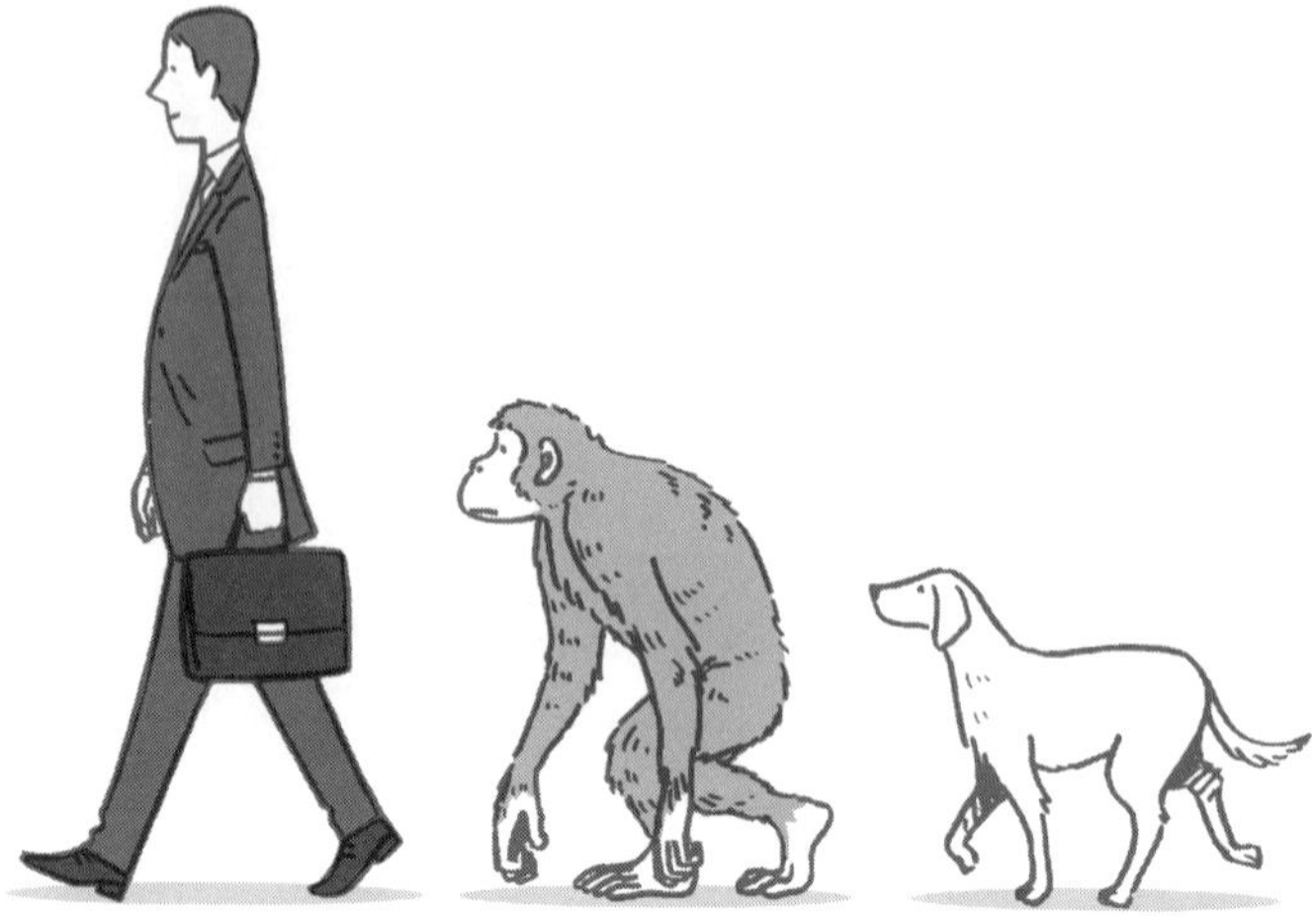

地球の重力に抗《あらが》って、わずか二十数センチの不安定なふたつの足の上にさまざまな器官をのせて立ち、さらにバランスをコントロールしながら好きな場所に移動する。これは、ほかの生物よりはるかにおしりの筋肉が発達・進化した人類だからこそできることです。**おしりの筋肉が弱くなると、まずきちんと立てなくなり、思うように歩けなくなってしまいます。**

おしりの発達は、人間が二本足で立って歩くことを可能にしただけでなく、上肢（両手）を自由に解放したことで、さまざまな作業を行うことも可能にしました。そのことは、人間の脳の発達にも間接的ながら影響をもたらし、結果として人間はほかの生物よりも脳が大きく進化したのです。まさに、おしりの発達が人間の進化に大きく貢献していると言えるのです。

股関節を守る最大・最強の筋肉

人間の身体の中で一番大きな関節は、骨盤にある股関節です。人間が歩くとき、片脚の股関節にかかる力は最大で体重の3倍以上になります。**たとえば体重50kgの方が歩くと、一歩ごとに最大150kg以上の負荷が股関節にかかるというわけです。**

150kgといったら力士の体重くらいです。一歩踏み出すたびにこれほどの負荷が股関節にかかるわけです。大変なことですよね。このとき股関節を安定させ、衝撃を吸収し、守ってくれるのが、実はおしりの筋肉なのです。

[おしりの筋肉]

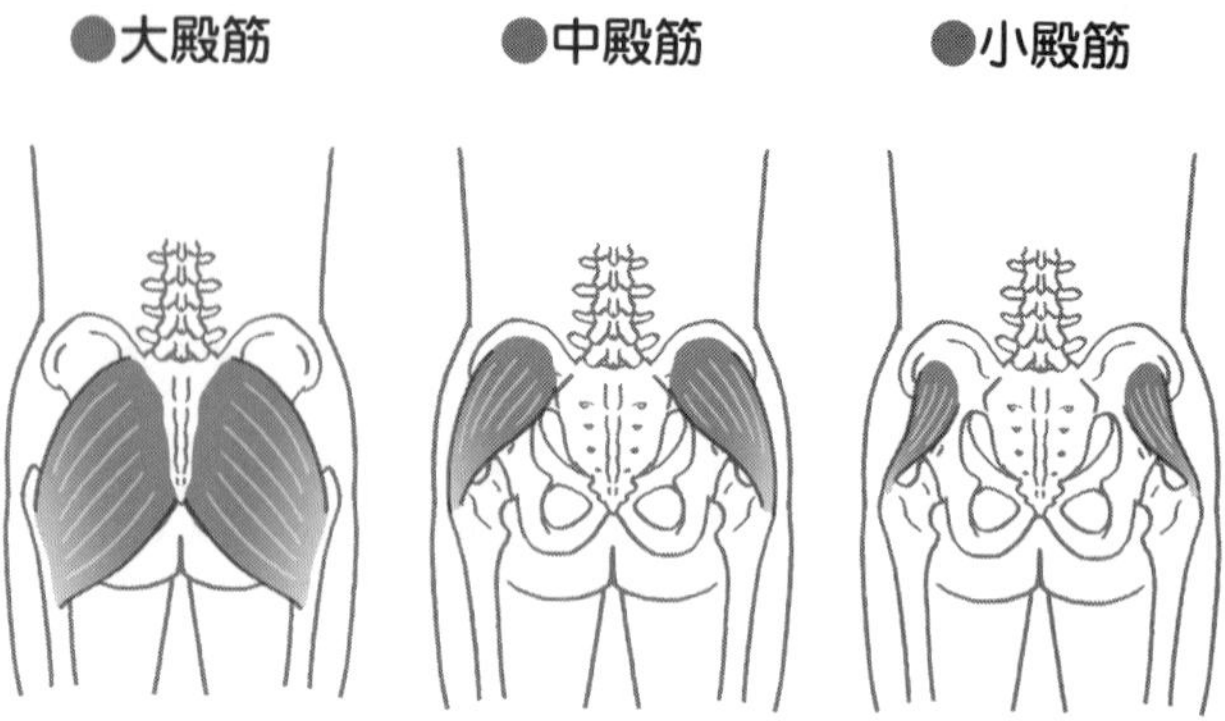

おしりの筋肉は主に**大殿筋**《だいでんきん》**・中殿筋**《ちゅうでんきん》**・小**《しょう》**殿筋**《でんきん》の3つで構成され、なかでも大殿筋は人間の筋肉の中で最も大きく、そして最強の筋肉です。大殿筋は股関節を取り囲むように付着しており、大殿筋が発達すればするほど、関節への負担が減り、歩いたり、走ったり、飛び跳ねたりすることが楽にできるようになるのです。

そのほかの中殿筋や小殿筋も大殿筋ほどの力は発揮できないものの、歩く際に股関節を安定させたり、バランスをコントロールしたり、片脚で立つなどの複雑な動きをする際に身体を安定させたりと、人間の動作に大きく貢献しています。みなさんが思う以上に、私たちは気づかないうちに**毎日おしりに頼っているのです。**

みなさんは脚の筋肉を鍛えることが大事だということはご存知だと思います。たしかに脚の筋肉も大事ですが、全身の各関節を観察すると、足首や膝の関節に比べて股関節のほうがはるかに大きいことは一目瞭然です。関節が大きいと、それだけ大きな力を発揮したり、大きな動きを行ったりすることができます。その股関節に密接に関わっているのがおしりの筋肉なのです。

しかし、残念なことに、このおしりの筋肉群は大変弱くなりやすい性質を持っています。詳細は後述しますが、普段の姿勢（特に骨盤の傾き）や運動習慣、生活環境にとても影響を受けやすい筋肉なのです。**みなさんも若い頃に比べて背中が丸くなってきた、ずっと立っていられない、階段の昇降がつらい**など自覚することがあるのではないでしょうか。これらは、**おしりの退化スイッチがオンになっているというサイン**なのです。

「骨盤の傾き」がおしりの発達を決める

おしりの筋肉は人種によって発達度合いに違いがあります。発達度合いが高い順に、黒人、白人、黄色人種となります。この3つの人種には身体の見た目に違いがあるため、よく「骨の作りが違う」「筋肉が違う」などと言われますが、解剖学上では骨の形状や数、関節の種類、筋肉の種類や数はまったく同じなのです。

では、何によって「おしり」に違いが出てくるのか？　**その答えは「骨盤の傾き」です**。骨盤の傾きについては、骨盤の上部が下部より前に傾くことを「前傾」、上部が下部より後ろに傾くことを「後傾」と機能解剖学では表現します。骨盤が前傾すればするほど、おしりの筋肉は自然と発達しやすくなります。反対に骨盤が後傾すると、おしりの筋肉の発達は停止し、衰えてしまうという性質を持っているのです。

黒人はさまざまな人種の中で特に骨盤が前傾しているため、おしりの筋肉が発達しており、一方、日本人は骨盤の傾きが平均的に小さいのが特徴で、黒人ほどおしりの筋肉が発達していないのです。

ではなぜ、骨盤が前傾するとおしりが発達するのでしょうか。これには、おしりの筋肉が、重力に逆らう力を発揮する筋肉であり、立ったり歩いたりするのに欠かせない**「抗重力筋《こうじゅうりょくきん》」**であることが関係しています。

抗重力筋は「機械受容器」という筋肉や関節の中にある感覚センサーと密接につながっていることが特徴のひとつです。機械受容器は、重力や体重負荷のかかる姿勢をとることにより、抗重力筋を活性化させ、発達を促進させるはたらきがあります。骨盤が前傾している姿勢は、実はおしりの筋肉や股関節内にある機械受容器を活性化させる姿勢であり、おしりの筋肉が発達しやすくなるのです。

機械受容器にいかに刺激を入れ続けられるか、また、刺激が入りやすくなる姿勢になっているかが重要です。骨盤が前傾している黒人は、機械受容器が刺激されやすい身体の作りになっているため、特に意識しておしりのトレーニングをしなくても、立ったり歩いたりしているだけでおしりの筋肉が発達していきます。

骨盤が後傾している場合は、おしりの筋肉や股関節内の機械受容器に刺激が入りにくいため、日常生活の動き程度では発達しにくいのです。

なぜ日本人のおしりはぺたんこなのか

では、なぜ人種間で骨盤の傾きが違うのでしょうか。

人類がどのように進化したのかは未だ明確になっていません。これには「アフリカ単一起源説」と「多地域進化説」の2説があります。前者は人類がアフリカで進化し、世界に広がっていったという説。後者は原人がアフリカからさまざまな地域へ渡り、各地域で進化したという説。どちらの説も最初はアフリカから始まり、その後は長い年月をかけてその地域の気候や風土によって身体が変化したのではないかと考えられています。

それでは、地域の環境と人間の骨盤の傾きにはどういう関係があるのでしょうか。黒人は、もともとアフリカの平地に暮らし、狩猟を中心とした生活を送っていました。獲物を追いかけるために平地を速く移動しなければならず、そういった環境が、「走る」という動作を進化させたのではないかと考えられます。

速く走るためには、いかにスムーズに前方へ脚を振り出せるか、そして鞭《むち》のようなしなやかさで地面を押して前へ進めるかがポイントとなります。骨盤が前傾しているほど、スムーズに脚が前方に運ばれ、地面をしっかりと捉えることが可能となるのです。日常生活でも、走るときに身体を少し前に傾けると、自然と脚が前に出て走りやすくなることや、階段を上がるとき、同様に身体を前に傾けることで楽に上がれることがありますが、それと同じです。そのような環境によって、黒人の骨盤が前傾し、おしりの筋肉が発達したのだと私は考えています。だから、黒人のアスリートは短距離選手として活躍できるのだと思います。

では、日本人を含めた黄色人種はどうでしょうか。最初の発生種は同じだとしても、環境を考えるとアジアは山が多く、平地がアフリカなどよりも圧倒的に少ない地域であるため、速く長く「走る」必要がなかった可能性があります。そのため、それほど骨盤は前傾せず、高低差のある土地で安定して歩けるだけの骨盤の傾きにしか変化しなかったと考えられます。

歩行に欠かせないおしりの「3つの役割」

おしりの筋肉には大きく3つの役割があります。その3つとは、**「身体を支える」「関節を守る」「バランスをとる」**ことです。これらの機能がきちんとはたらいて、はじめて歩行が可能となるのです。
この3つの役割について、ひとつずつ見ていきましょう。

①身体を支える

おしりの筋肉は骨盤の後ろ側に位置しており、股関節の強力な伸展運動（上半身が前に倒れないように身体全体を真っ直ぐに維持するはたらき）をサポートします。おしりの筋肉が弱くなると股関節の伸展する力が低下し、上体が前方に倒れ、前屈みの姿勢になります。そうなると二足歩行はおろか、二足立位にまで影響を与えることになります。

ちなみに**静止姿勢で立っているだけでも股関節にかかる上半身の重さは体重の70％ほどだと言われています。**体重50kgの方は、立っているだけで常に35kgほどの重さの上半身を股関節が支え続けなければならず、それも垂直に保ち続けなければならないのです。
また、前に述べたように、歩くときは立っているときより身体が不安定になるため、股関節には体重の約3倍の負荷がかかると言われています。

これがどれだけ大変なことかはおわかりだと思います。おしりの筋肉は、私たちが立って歩くときにこのようなことを意識しなくても、しっかりと身体を支え続けてくれているのです。

②関節を守る

おしりの筋肉が、人間の筋肉の中で最大で最強の筋肉であることはすでにご説明しました。日常動作では、身体の中心部分に一番負荷がかかることが多く、その負荷を吸収してくれているのがおしりの筋群なのです。それはつまり、おしりの中心部にある最大の関節であり、最も負荷のかかる股関節を守ってくれている、ということです。

すでにご説明したように、おしりの筋群は、大殿筋、中殿筋、小殿筋で構成されており、股関節を内側から外側に向かって小殿筋、中殿筋、大殿筋の三層構造で取り囲んでいます。この3つの筋肉がしっかりと股関節を取り囲むことで、上半身の重さや地面からの衝撃を吸収することができるのです。

ただし、**おしりの筋肉は股関節だけを守っているわけではありません。**股関節の外旋力《がいせんりょく》（腿の骨を外側に回す動き）によって、歩行中に足が着地するときやしゃがむときなどに膝の関節を常に正しいポジションに保持することで、膝関節も守っています。

膝の関節は基本的に、曲げたり伸ばしたりする動きしかできません。しかし、歩行しているときや、階段の上り下りなどの体重や重力の負荷が大きくかかる場面では、その負荷によって膝を内側にひねろうとする「内旋力《ないせんりょく》」という外からの力がかかります。この内旋の動きが大きくなると膝関節の障害が起きます。

この内旋の動きを外旋力でコントロールしているのが大殿筋、中殿筋後部、小殿筋後部のおしりの筋肉です。おしりの筋力が強くなると外旋力が強くなり、歩行や階段の上り下り、そしてジャンプの着地などの際に膝の関節を守ることにつながっていくのです。

さらに、骨盤の上につながっている背骨の関節への衝撃も、おしりの筋肉が吸収することで負担を軽減してくれています。

つまり、おしりの筋肉が弱くなると股関節に負担がかかるだけでなく、膝関節や背骨の関節にも負担がかかってしまうということです。このように、おしりの筋肉は身体を支えるだけでなく、主要な関節をしっかりと安定させ、守ってくれているのです。

③バランスをとる

人間のバランス機能のひとつに、身体を前後左右にずらさず、真っ直ぐ真ん中に保ち、さらに身体を左右に傾けずに、両目や両肩を結んだラインを水平に維持する能力があります。このバランスをとる能力を「立ち直り反応」と言います。

立ち直り反応には3種類あり、首から骨盤までを垂直に保つ能力を「体幹の立ち直り反応」、首から骨盤、大腿骨を垂直に保つ能力を「股関節による体幹の立ち直り反応」、首から足までの全身を垂直に保つ能力を「足関節と股関節による体幹および全身の立ち直り反応」と言います。その中でも「股関節による体幹の立ち直り反応」、「足関節と股関節による体幹および全身の立ち直り反応」におしりの筋肉が関係しています。

おしりの筋肉が強いほど、股関節での直立保持能力がアップします。おしりの筋肉が股関節を安定させることで上半身の安定性が保たれ、下半身においては足関節と協力して全身の安定性を促進します。そのため、両目を結んだラインや両肩を結んだラインを水平に保つことが可能になります。

この立ち直り反応は、身体の中にある「抗重力筋」がコントロールしています。抗重力筋については後述しますが、**おしりの筋肉はこの抗重力筋の中でも最大で最強の筋肉です。**ですから、おしりの筋肉が弱くなると、身体を垂直に保つことや、身体を横に傾けずに水平に保つことが難しくなるのです。

歩行のために必要な3つの役割、理解していただけたでしょうか。このようなおしりの役割が果たせてはじめて「歩行」が成り立つのです。

人間の身体を作るふたつの筋肉

人間の筋肉は「推進筋群」と「抗重力筋群」から成り立ち、それぞれが混じり合って構成されています。

「推進筋」は身体をあらゆる方向に移動させる力を生み出すことに特化した筋肉で、主に身体の表側にあり、早歩きやランニングなどの速い動きを作り出すことがこの筋肉の役目です。

一方の「抗重力筋」は、主に身体の内側にあり、文字通り**重力に抗い反発しながら身体が真っ直ぐに立つようにしっかりと支え、人間が動く際に関節を正しい位置に固定し、全身のバランスをコントロールすることが役目です。**

おしりの筋肉は抗重力筋群に含まれており、その中でも特に大殿筋は、推進筋・抗重

[推進筋と抗重力筋]

●推進筋
上腕二頭筋
ハムストリングス

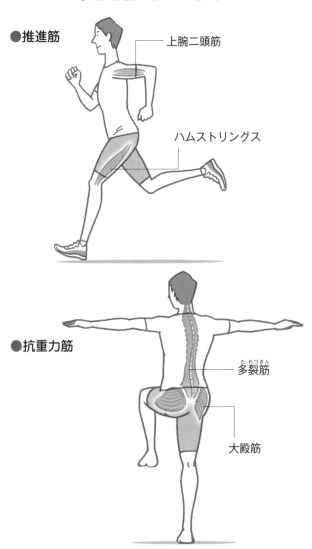

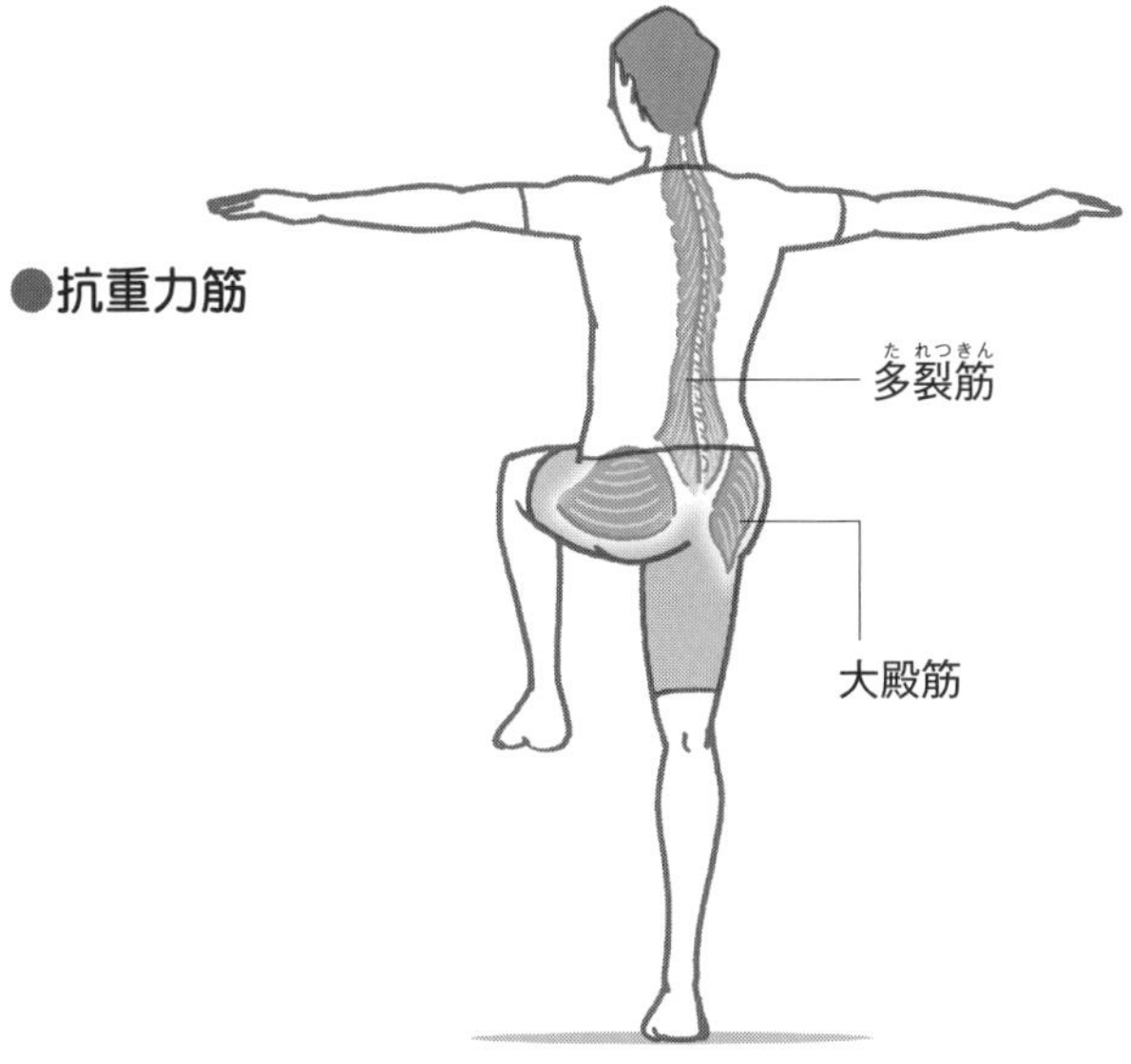
●抗重力筋
多裂筋《たれつきん》
大殿筋

力筋すべてを合わせた中でも最もボリュームがあり、最大の力を発揮することができる筋肉なのです。

では、推進筋と抗重力筋にはそれぞれどのような特徴があり、またどのような違いがあるのかをくわしく説明しましょう。

動くための筋肉「推進筋」

推進筋は魚類や両生類、爬虫類も含めたすべての動物の身体に存在する筋肉で、その名の通り身体を移動させるための推進力を生み出す筋肉です。この筋肉があるから早歩きやランニングも可能になるのです。

推進筋の特徴は次の通りです。

●ダイナミックな動きやスピーディな動きを作る

推進筋は、身体をダイナミックに、そしてスピーディに動かすときになくてはならない筋肉で、移動する、速く動くという推進性の力を生み出します。そのため、人間より速く泳げるマグロや人間より速く走れるチーターは推進筋がより発達しています。

●関節を固定する力はない

推進筋は、ふたつ以上の関節をつなぐように付着しており、筋自体は長いのですが、筋腹《きんぷく》とよばれる膨らんだ部分の横幅が狭く、関節にくっついている筋肉の末端部分も細くて弱いのが特徴です。そのため関節を固定する力はあまりないのです。

●身体を支える力はない

推進筋は、身体を地面から持ち上げて保持する抗重力的な力は発揮できません。たとえば、ふくらはぎの腓腹筋《ひふくきん》は歩く際のスピードを調節する筋肉ですが、身体を垂直方向に支えるはたらきはありません。

したがって、推進筋がいかに発達していても、マグロやチーターは人間のように二足で立つことはできません。推進筋は推進力を生み出すことはできても、重力に反発して身体を垂直方向に立ち上がらせる力がないのです。

立つための筋肉「抗重力筋」

ほかの生物にもある推進筋の一部が進化してできたのが抗重力筋です。この抗重力筋は文字通り重力に抗い、地面から身体を垂直方向に持ち上げる姿勢を可能にします。さらに、関節をひとつずつ分離して動かせることから細かな動きも可能にした筋肉です。

人間は抗重力筋が進化しており、特におしりの筋肉や身体の前側にある腸腰筋の一部、**「腸骨筋《ちょうこつきん》」**が格段に進化したことで、二本足で立って歩くことが可能となりました。そのぶん、推進筋の力は減少し、四足動物のようにスピーディに動くことはできなくなりました。

人間は、二足立位と二足歩行を確立させたことで両手が自由になり、さまざまな作業に両手が活用されたことで脳の発達が促進され、現在のような文化のある生活を営むことができるのです。

これは推進筋のような推進力しか生み出せない筋肉の一部が、身体を垂直方向に持ち上げ維持する抗重力筋へと進化し発達したことがそもそもの始まりとされています。

抗重力筋の特徴は次の通りです。

●関節を固定する力がある

この筋肉は、長さは短いのですが、付着面が広いことから特定の関節を一定のポジションに固定する力があります。そうすると関節が安定するため、結果的に関節を守ることにつながるのです。

●身体を垂直に支えてくれる

抗重力筋は、身体を垂直方向に固定、安定させることに優れています。特に人の場合はほかのどんな生物よりも抗重力筋が発達しているため「二足立位」「二足歩行」を基本的な能力として実現させることができたのです。

●関節をひとつずつコントロールできる

推進筋と違い、細かく関節をコントロールできるため、手の指や足の指の複雑な動きを生み出すことができます。特に手の指に関しては巧緻性《こうちせい》という性質により、手のひらの中にあるたくさんの関節をひとつずつ器用にコントロールすることで、細かい手先の動きを可能にし、環境に応じて指先を自由に使い、道具を扱うことを可能としました。

●バランスを自動的にコントロールしている

抗重力筋は推進筋と違い、ある姿勢を長時間保持し、身体のバランスをコントロールすることに優れています。たとえば片脚立ちの姿勢を長時間安定して保つためには、おしりの筋肉をはじめとする下半身の抗重力筋の力が欠かせません。

なぜ抗重力筋は不安定な姿勢でもバランスをコントロールできるのか。それは、前にも述べた抗重力筋と密接につながっている「機械受容器」という感覚センサーのおかげなのです。この機械受容器は抗重力筋内や関節内にあり、さまざまな情報（筋肉の張力や関節内の圧力、位置情報）を脳や脊髄などの中枢部に素早く伝達します。中枢部はこの情報をもとに、運動神経を介して抗重力筋のはたらきを自動的にコントロールしているのです。**このように抗重力筋は、二足歩行をする人間にとって重要な役割を担っています。**

速い動きやダイナミックな動きを作り出す推進筋と身体を支えてコントロールする抗重力筋。このふたつの筋肉のはたらきによって、私たちは身体を自由に動かすことができるのです。

二足歩行に欠かせない「大殿筋」と「腸腰筋」

人間が二足立位、二足歩行ができたことに抗重力筋が大きく関与していることはわかっていただけたかと思います。その中でも骨盤の後面にある「大殿筋」と前面にある「腸腰筋」の進化が二足立位と二足歩行を確立させるために重要な役割を担っています。

大殿筋は股関節の強い伸展力（股関節が身体を垂直に伸ばす力）や外旋力（腿全体を外側に回す力）によって後面から身体を垂直に支えながら、さらに歩行中に上半身の体重を支え、地面からの衝撃を吸収し、バランスをコントロールしています。

腸腰筋は3つの筋肉の複合体の総称で、**「大腰筋《だいようきん》」「小腰筋《しょうようきん》」「腸骨筋《ちょうこつきん》」**で構成され、中心となるのは大腰筋と腸骨筋です。大腰筋は背骨の安定、骨盤の前傾、脚の前方への大きな振り出しに関わっており、腸骨筋は骨盤の固定と前傾、脚の垂直方向への引き上

[腸腰筋]

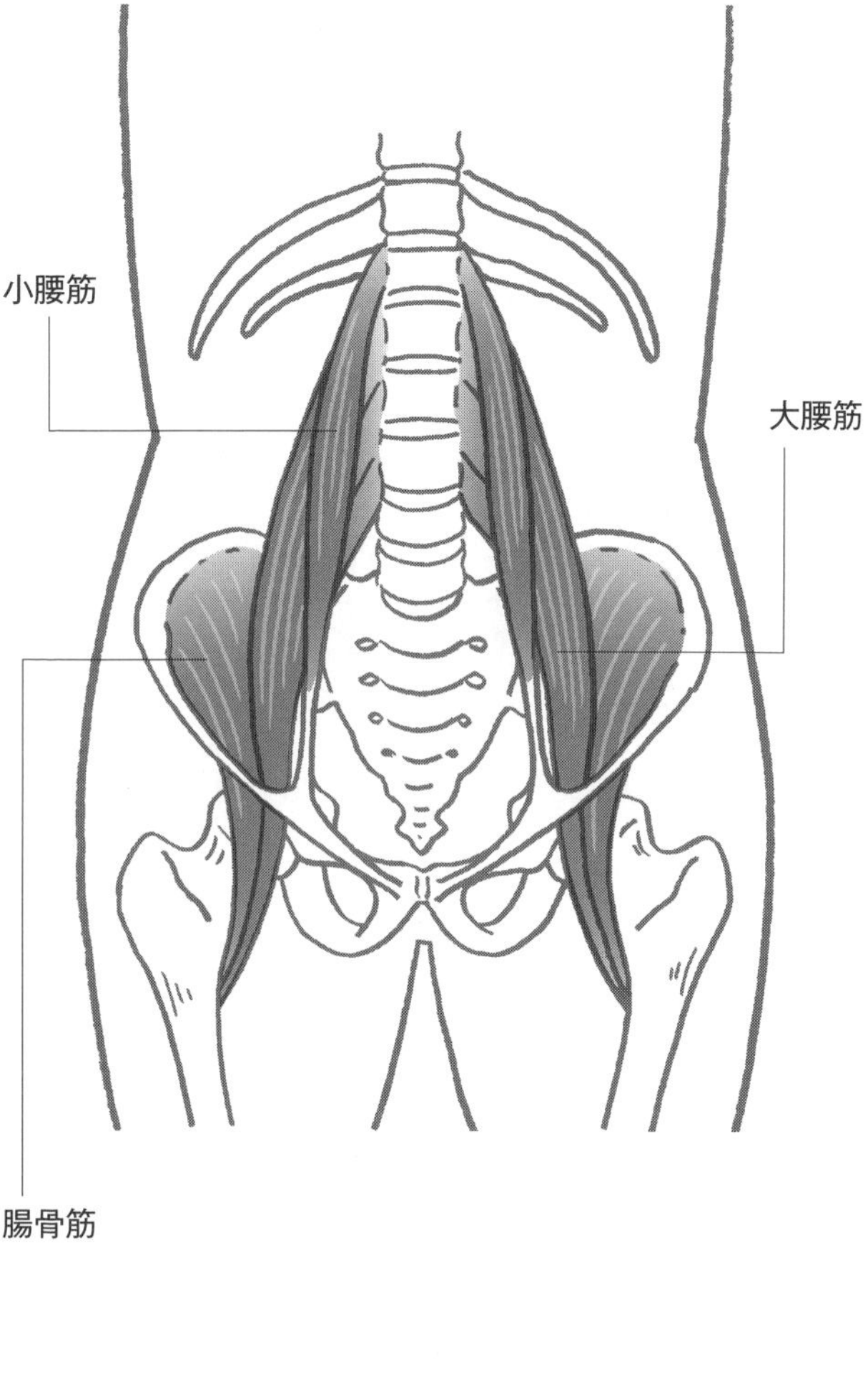

げに関係しています。

このふたつの中でも腸骨筋は股関節を曲げる強力な屈曲筋であると同時に、実は大殿筋と同じ抗重力筋です。人間の身体は前側を腸骨筋が支え、後ろ側を大殿筋が支えることで骨盤を安定させ、身体を垂直方向に保っているのです。

人間はこの骨盤前後のふたつの筋肉が弱くなると立てなくなります。大殿筋と腸骨筋を含む腸腰筋は、それくらい重要な筋肉なのです。**これらを意識して鍛えることは、健康寿命を延ばすことに直接つながっていきます。**

ウォーキングでは寝たきりは防げない！

近年のウォーキングブームでたくさんの方がウォーキングを楽しんでいます。ウォーキングは心肺機能の向上や、心血管系疾患の予防や改善をするエクササイズとしても有効とされています。また、下半身の筋肉を衰えさせないという意味で、ウォーキングは健康な身体作りに効果があります。

しかし、実は長年ウォーキングを継続している方の中には、**定期的にウォーキングをしていることが原因で股関節や膝関節、足関節を痛めている方も多いのです。**なぜウォーキングでこのような障害が起こってしまうのでしょうか。

その答えは、おしりの筋肉が活用できていないことにあります。おしりの筋肉が活用できないと、地面からの衝撃と自身の体重負荷を股関節で吸収できず、その負担を膝関節が肩代わりしてしまいます。

すでにご説明した通り、おしりの筋肉を活用するためには、その方の姿勢、特に骨盤が前に傾いていることが非常に重要ですが、日本人を含む黄色人種は黒人や白人に比べて骨盤の前傾が少なく、反対に後傾気味の方が多いのです。

骨盤が前傾している黒人や白人は、意識をしなくてもおしりの筋肉が常に使われており、おしりスイッチがオンになりやすく、一方、骨盤が後傾気味の日本人はおしりスイッチがオンになりにくいのです。そのため、骨盤が後傾姿勢の方がウォーキングをいくらやっても、おしりの筋肉を活用できず、関節や筋肉を痛める原因となってしまうのです。

ウォーキングを否定しているわけではありません。ただ、おしりスイッチがオフの状態でウォーキングを繰り返したために関節や筋肉の障害を引き起こしてしまうと、それによって日常の生活動作が制限されることになり、かえって健康寿命を短くしてしまうことが危惧されるのです。

まずは、ウォーキングを始める前におしりの筋肉を使えるようにしましょう。そのためには骨盤の前傾をしっかり作ることが大切です。そして、**骨盤の前傾を引き出すためには、身体の前側にある腸腰筋を鍛えることがポイントです。**

腸腰筋を意識して鍛えると骨盤を前傾させることができ、おしりの筋肉が常に使えるようになります。そうすれば関節障害などを最小限に抑えることが可能となり、はじめてウォーキングの効果を上手に発揮させることができるのです。

抗重力筋は知らないうちに衰えていく

おしりの筋肉は身体を支える抗重力筋です。この筋肉が衰えるということは、身体を支える力が弱くなるということです。身体を支える力が弱くなると、みなさんが日常生活で当たり前に行っている、「立つ」「歩く」といった生活動作に直接影響を与えかねません。ですから、「いかにおしりの筋肉が弱くなるのを食い止めるか」、また「どのようにしておしりの筋肉を発達させるか」を理解することが重要です。

推進筋は身体の表面にあり、変化が見てわかります。一方、**おしりの筋肉を含む抗重**

力筋の多くは身体の内側にあるため、筋肉の形を目で見て確認することは難しいのです。

実のところ、フィットネスクラブなどでかなり運動をしていて筋肉質な方でも、おしりの筋肉などの抗重力筋が弱い方はたくさんいらっしゃいます。本人が気づいていないだけなのです。

ただ、抗重力筋は姿勢や歩行と密接に関係しているため、「長時間立っているのがつらい」「猫背気味になってきた」「歩行のスピードやバランスが以前より低下した」と自覚している場合は、抗重力筋が衰え始めていることがわかります。

帰還した宇宙飛行士が立てないのはなぜ？

宇宙飛行士の方が無重力の宇宙から帰還した際、両脇を抱えられながら地上を歩く光景を目にしたことがあると思います。これこそが、抗重力筋が衰えてしまった状態です。

宇宙飛行士の方々は、宇宙に行く前から最低1年以上かけて、かなりの筋トレを日課としています。そのように準備を行っていたとしても、特別なトレーニングをしない限り、長期間宇宙にいると立てなくなるということです。

抗重力筋は**重力が存在する環境でしか維持されず、また、発達することができないという性質を持った筋肉**です。そのため抗重力筋は宇宙という無重力空間では速やかに退化してしまいます。実際、無重力空間から帰還した宇宙飛行士たちはすぐに、おしりを中心とした抗重力筋を回復させるエクササイズを開始するそうです。

しかし、これは宇宙だけではなく、地球上でも起こる現象なのです。たしかに地球には重力がありますが、**重力を使っておしりの筋肉を刺激しないと、抗重力筋は衰えてしまうのです。**

たとえば骨折などのケガでしばらくベッドに寝たきりになっていた場合、治ったときに立ち上がろうとしてもうまく立てないときがあります。これは宇宙空間にいたときと似たような現象が起きているからです。また、水中は浮力の影響で体重負荷が6分の1程度しかないため、水泳が好きで地上での運動をする習慣がない方も、おしりを中心とした抗重力筋が衰えやすくなります。

そのほかにも長時間座ってお仕事をする方々、たとえばタクシーや長距離トラックの運転手、デスクワークが中心の方も抗重力筋が弱くなりやすい傾向があります。そのため、こういった職業の方には、腰痛に悩む方が非常に多いのです。

意外に思うかもしれませんが、自転車の選手なども抗重力筋が弱くなっている方が多いのです。「運動選手だから大丈夫」ということはなく、抗重力筋よりも推進筋をメインに使うスポーツでは、このようなことが起こるのです。

このように、宇宙空間で起こっていることは特別なことではなく、私たちのいる環境や生活習慣も、抗重力筋が衰える要因になります。だからこそ、積極的におしりの筋肉、つまり抗重力筋をターゲットとしたエクササイズを行う必要があるのです。

おしりの筋肉はつきにくく、落ちやすい

おしりの筋肉は抗重力筋であり、「重力を感じる」ことで発達していきます。そのため、寝たきりの状態や、病気やケガによりしばらく立てない生活をしたときには、宇宙空間の宇宙飛行士たちと同じように、抗重力筋の退化が進んでいきます。また、抗重力筋は退化しやすいうえに、推進筋に比べて発達が緩やかなのが特徴です。

抗重力筋はバランスや重力および体重負荷を感知する「感覚器」や「感覚神経」と密

接につながっています。感覚器に重力や体重の負荷を感じさせる刺激が入らない限り、抗重力筋は発達しないため、意識的に鍛えなければ成長せず、退化しやすいのです。推進筋にはこのような影響はほとんどありません。

また、抗重力筋の筋繊維は速筋繊維（発達スピードの速い、迅速な動きを作り出すための筋繊維）よりも遅筋繊維（発達スピードの遅い、ゆっくりとした動きを作る持久性に優れた筋繊維）のほうが多いという特徴があります。推進筋より速筋繊維が少ないために発達するスピードが遅いのです。

このように抗重力筋は発達するのが遅く、重力や体重の負荷がないとすぐに衰えてしまうということを覚えておきましょう。

[おしりの退化危険度チェック]

おしりの筋肉の退化危険度を確認するために、日常生活の動作に関する10個のチェック項目を挙げました。次のうち、該当するものがあればチェックを入れてみましょう。

Check 1	立っているとき、どちらかの脚に常に体重がのっている。	□
Check 2	立ったまま靴下を片方ずつ履けない。	□
Check 3	歩いているときにつまずく、またはつま先が何かに引っかかるとバランスを崩すことがある。	□
Check 4	ずっと立っているのが苦手。電車の中で席が空いていれば座りたい。	□
Check 5	早歩きで10分以上歩けない。	□
Check 6	椅子から立ち上がるときに10秒以上かけてゆっくり立ち上がれない。	□
Check 7	椅子に座るときに10秒以上かけてゆっくり座れない。	□
Check 8	階段を1段飛ばしで上れない。	□
Check 9	階段を駆け足で下りられない。	□
Check 10	長く歩くと、膝や腰に違和感や痛みが生じる。	□

⬅チェック結果は次ページに

３つ以上チェックが入った方は危険度が高まっているので注意が必要です。おしりの筋肉を意識して鍛えなければ、おしりがうまく使えず、歩行に支障が出る可能性もあります。

1にチェックした人は…➡	これは、骨盤が歪《ゆが》んでいるか、おしりの片側の筋肉が弱いことを表します。
2にチェックした人は…➡	おしりの筋力やバランス力、股関節の柔軟性の低下が考えられます。
3にチェックした人は…➡	脚を上げる腸腰筋とバランスを立て直すおしりの筋肉の力が弱まっていることが考えられます。
4、**5**にチェックした人は…➡	おしりの筋力と持久力が低下していることを表します。**5**にもチェックが入った人は、バランス力の低下も考えられます。
6、**7**にチェックした人は…➡	おしりの筋力と股関節の柔軟性の低下を表します。**7**にもチェックが入った人は特に気をつけましょう。
8にチェックした人は…➡	股関節の柔軟性とおしりの筋力およびバランス力の低下を表します。
9にチェックした人は…➡	不安定な場所での、おしりの筋力やバランス力の低下を表します。
10にチェックした人は…➡	これは関節の安定性や衝撃吸収を担う、おしりの筋肉の力が弱まっていることが原因として考えられます。

第2章

簡単なのに効く！
おしりの筋トレ

理想のおしりはどんな形？

みなさん、自分のおしりの形をきちんと見たことがありますか？　なんとなくしか見たことがないという方が多いのではないでしょうか。そうなのです。自分のおしりの形をきちんと把握できている方はかなり少ないのです。おしりの筋肉は身体の後ろ側にあるため、しっかりと見ることができず、自分のおしりがどんな形になっているか、ほとんどの方はわかりません。

しかし、おしりは自分では見えなくても、ほかの人にはしっかりと見られているものです。みなさんも階段やエスカレーターなどを利用するとき、無意識に前方に立っている人のおしりを見ていることはありませんか。銭湯や温泉に行けば他人様のおしりがもっとダイレクトに目に入ると思います。そのとき、おしりの大きさや形が気になったりすることがありますよね。
おしりの形は人それぞれです。しかし、誰もが「いい形のおしりだなあ」と思う共通の条件があります。それは**「曲線がきれいではっきりとしていること」**。これが、見た目が美しいおしりの必須条件なのです。

では、どこの曲線がきれいではっきりとしていると、理想的なおしりの形になるのでしょうか。60ページのイラストで説明します。おしりを後ろと横から見てみましょう。

後ろから見たときに大切なのは、ウエストからサイドトップの曲線、サイドラインの曲線、アンダーラインの曲線の3つです。これらの曲線がはっきりと出ていると丸みのあるカーブラインで構成された理想のおしりになります。

次に横から見た場合。ここはヒップだけでなく背中の下部（腰の部分）からヒップにかけての曲線、センタートップの曲線、そしてヒップアンダーから太腿への曲線が明確

[理想のおしり]

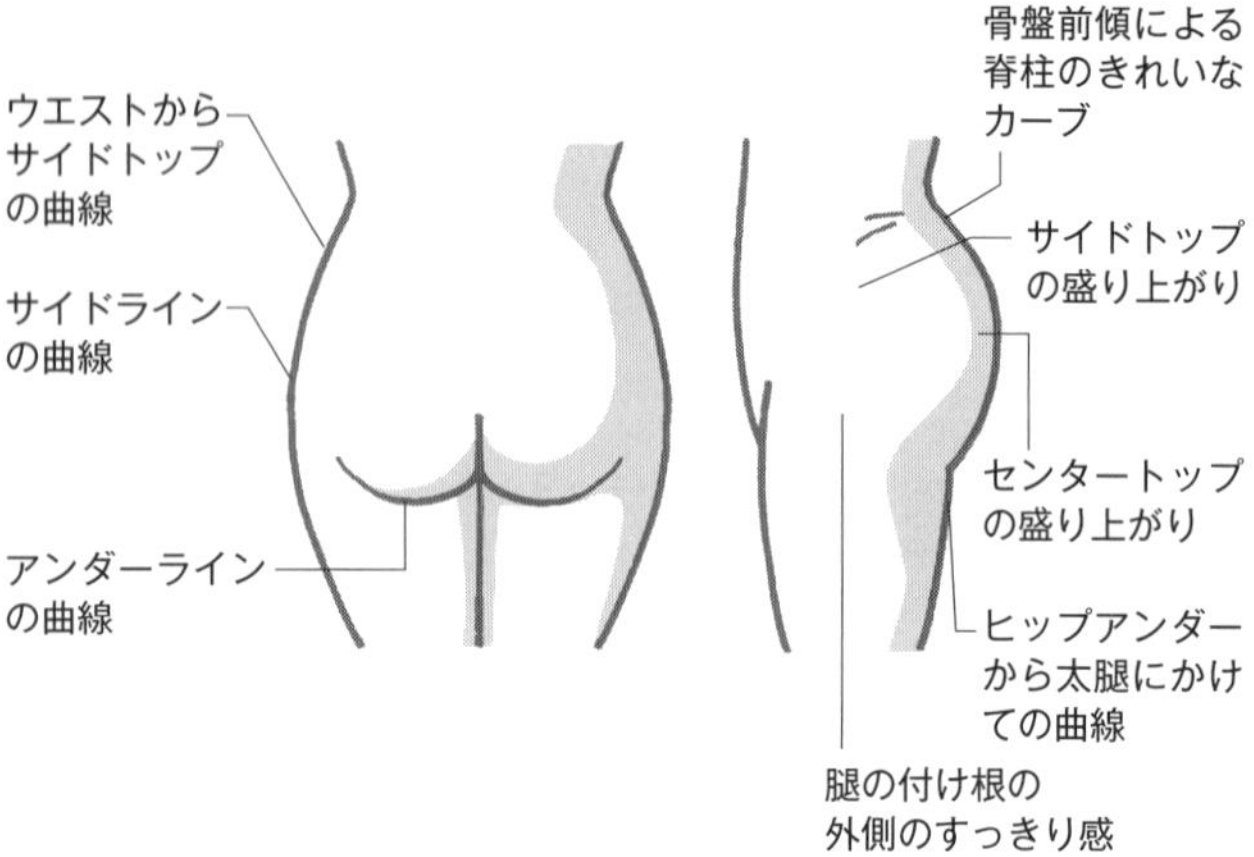
ウエストから
サイドトップ
の曲線
サイドライン
の曲線
アンダーライン
の曲線
骨盤前傾による
脊柱のきれいな
カーブ
サイドトップ
の盛り上がり
センタートップ
の盛り上がり
ヒップアンダー
から太腿にかけ
ての曲線
腿の付け根の
外側のすっきり感

なほど、理想的な形のおしりと言うことができます。特に背中の下部の曲線とヒップアンダーから太腿にかけての曲線が明確に出ていることが肝心です。

理想的なおしりの曲線に関しては男女共通で、行動心理学の分野でも、**ウエストからヒップにかけての曲線が明確なほど、魅力的な身体として認識されやすいと言われています**。また、曲線を作り出すことはフェロモンのような魅力的な信号を作り出すことにつながるとさえ言われています。実際に、有名な下着ブランドのモデルのおしりは、丸くて曲線が大きくはっきりとしています。

このおしりの曲線はトレーニングによって作り出すことが可能です。おしりの筋肉は、機能的な面でのはたらきはもちろん、見た目の影響力もあるのです。何歳になっても若々しい姿勢やボディラインを維持したいのであれば、おしりの筋肉を鍛えましょう。

今すぐチェック！　4つのおしりのタイプ診断

実はおしりにはタイプがあるのです。みなさんはご自分のおしりがどんなタイプか、考えたことはあるでしょうか。そもそもおしりにタイプがあること自体、はじめて耳にする方も多いかもしれません。

ここで、あなたのおしりのタイプを診断してみましょう。この診断によっておしりだけでなく、身体全体の姿勢もあわせて確認することができます。おしりの筋肉が付着している骨盤の状況によって上半身や下半身の姿勢も変化するため、おしりの筋肉の付き方が全身の姿勢に影響を与えるためです。それぞれのタイプの違いは見た目だけでなく、歩行スピードの違いや、関節にかかる負担の違いなどにもつながっていきます。

では、あなたのおしりの形がどのタイプか、チェックしましょう。

❶ まず、壁を背にして立ちます。このときはまだ壁の近くに立つだけです。

❷ 両足の間をこぶし1個分あけ、つま先は普段の自分の立ちやすい方向に向けます。

❸ 壁にゆっくりと後ろ向きで近づき、身体の一部が壁にあたったらストップします。

おしりは、**「あひる」「洋梨」「扁平《へんぺい》」「なだれ」**の大きく4タイプに分けることができます。壁に身体の一部があたったとき、どの部分が壁に付いているかをチェックすることでおしりのタイプがわかります。

[4つのおしりタイプ]

①あひるタイプ

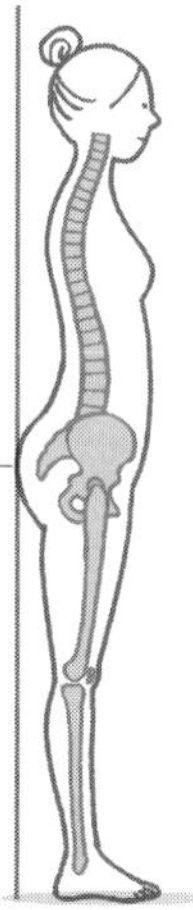
おしりだけが
壁に付く。

②洋梨タイプ

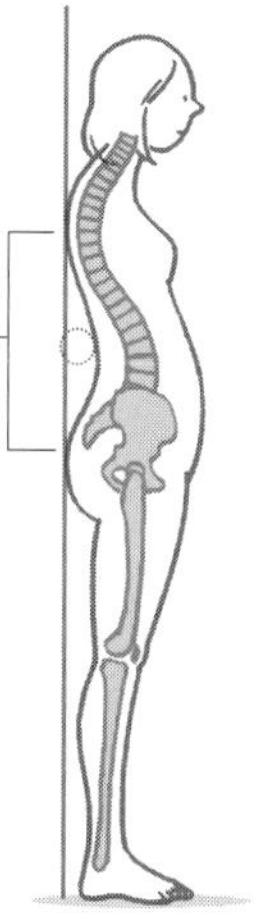
背中とおしり
が壁に付き、
腰に手のひら
1枚分以上の
隙間がある。

③扁平タイプ

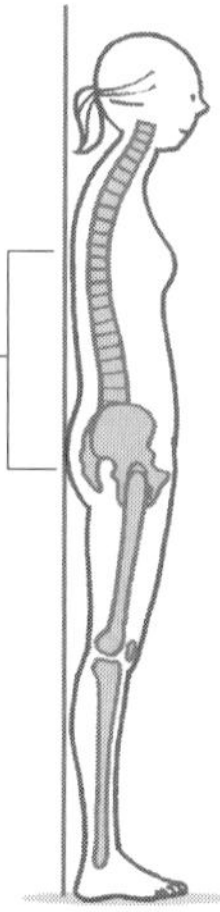
背中とおしり
が壁に付き、
腰の隙間がほ
とんどない。

④なだれタイプ

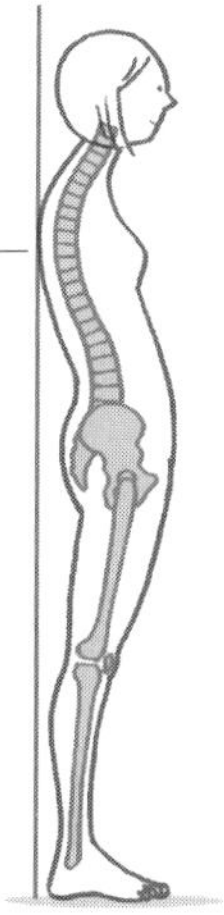
背中だけが壁
に付く。

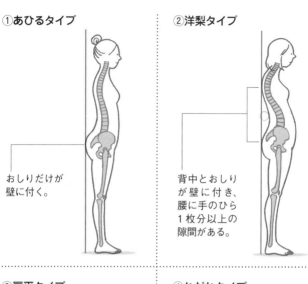

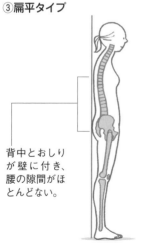

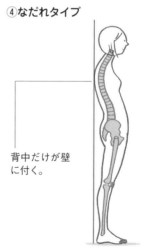

4つのタイプのイラストを見ていただくと、おしりの発達度合いが違うことがわかると思います。あひるタイプ、洋梨タイプ、扁平タイプ、なだれタイプの順に発達しています。

このおしりの発達度合いの差は、骨盤の傾きの差でもあります。骨盤が前傾すると、おしりは後ろに突き出ます。そして、前傾が強くなるほどおしりの筋肉は発達しやすくなります。反対に骨盤が後傾するほど、おしりの筋肉は発達しにくくなります。

これは、第1章でご説明したように、骨盤が前傾しているほどおしりの筋肉にスイッチが入りやすい（おしりの筋肉に負荷がかかりやすい）姿勢になるためで、歩いたり走ったりといった日常の生活動作をするだけでも、おしりの筋肉が少しずつ発達します。

では、ここで4つのタイプの特徴を見ていきましょう。

●あひるタイプ

あひるタイプは、一番おしりが発達しており、骨盤の前傾も明確で上半身のラインも理想のラインを描きます。しかし、弱点もあります。横から見るときれいですが、正面から見ると内股になっていることが多く、その分、おしりが外側に広がりやすいのです。

●洋梨タイプ

洋梨タイプは、骨盤がやや前傾していますが、上半身は理想のラインではなく猫背になっていることが多いのが特徴です。また、横から見たとき、おしりと腿の境目がたるみやすいタイプでもあります。

●扁平タイプ

扁平タイプは、骨盤が後傾しているのが特徴で、おしりの膨らみがほとんどありません。また上半身を見ると背骨のS字カーブがほとんどなく、背骨のラインが真っ直ぐに近いのが特徴です。

●なだれタイプ

なだれタイプは、骨盤が後傾しているだけでなく前に移動しているため、まったくと言っていいほどおしりの膨らみがないのが特徴で、上半身は猫背が明確です。

このようにおしりのタイプによって、おしりの形だけでなく、上半身の姿勢も変化します。**それが、日常の動作だけでなく、肩こりや腰痛、膝痛といった身体の症状にも影響してくるのです。**まずは、ご自分のおしりのタイプをチェックしてみてください。

日本人に多いのは洋梨タイプと扁平タイプ

洋梨タイプと扁平タイプが圧倒的に多いのが、日本人のおしりの特徴です。ちなみにあひるタイプは欧米人に多く、さらにアフリカ系の人は特に理想的な形のおしりを持つ人が多いようです。

日本人に多い洋梨タイプは、骨盤が前傾気味で腰が反っており、おしりの膨らみが多少あるため、よくあひるタイプと間違えやすいのですが、あひるタイプの骨盤前傾は身体の前側の腸腰筋と言う抗重力筋が関連しているのに対して、洋梨タイプの骨盤の前傾は猫背による背骨の変化が原因で、背中の推進筋が関連しています。そのため、洋梨タイプには腰痛をお持ちの方が多く、あひるタイプには腰痛の方がほとんどいないという違いがあります。洋梨タイプは、腰痛以外にも、猫背が原因で首や肩に痛みや違和感をお持ちの方も多いのです。

次に扁平タイプですが、背中から骨盤にかけてのカーブラインが少なく、骨盤が後傾しているため、おしりの発達がほとんど見られないのが特徴です。

扁平タイプは近年増えてきており、若い世代にも多く見られます。特に20代以下の方は、手脚が長く、身体に厚みが少ない人が多いようです。

この姿勢の変化は、スポーツの世界にも影響を与えています。手脚が長くなったことで手脚の推進筋が長く強くなり、世界で活躍する若い選手も増えたのですが、その代わりに関節や筋肉の障害に悩む選手が増えているのも事実です。おしりの筋肉を中心とした抗重力筋の発達が推進筋の発達に比べて不十分なため、特におしりの筋力不足による関節や筋肉の障害が起きているのです。

高齢者に関しては、扁平タイプはおしりを含めた抗重力筋のはたらきが弱いため、**転倒したときの立ち直り反応（バランス力や姿勢回復能力）が低く、ケガをする危険性が高まります。** また、なだれタイプの場合は、なおさら転倒やケガのリスクが高まります。

このように、おしりのタイプチェックは、おしりの見た目を判断するだけでなく、その先にある**リスクを未然に防ぐためのチェック**でもあるのです。

そして、ここが重要なポイントですが、**たとえ洋梨タイプや扁平タイプ、はたまたなだれタイプであっても、おしりのタイプを変化させることは可能です。** ぜひ、ご自身のタイプを知ったうえでおしりを鍛え、体型がもたらすリスクに備えてください。

あなたは大丈夫？　簡単おしり力チェック

身体のタイプがわかったら、次におしりの筋肉を効果的に使えているかどうか、「おしり力」をチェックしてみましょう。おしりを正しく使うには、次の3つの力が必要です。

❶ 身体を垂直方向に支える筋力と持久力
❷ 股関節を曲げる柔軟性
❸ 不安定な姿勢でのバランス力（立ち直り反応）

この3つの力を確認できるのが**「段階別・片脚上げおしりチェック」**です。このチェックは、レベル1からレベル4に分かれています。レベルが上がるほど、先ほどの3つの要素を含めた「おしり力」が高いということになります。

［片脚上げおしり力チェック　基本姿勢］

●基本姿勢①
両足の間はこぶし１個分。両足のつま先は真っ直ぐ平行

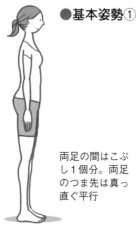

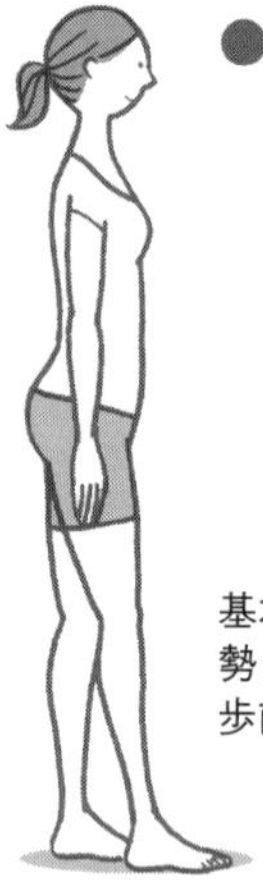
●基本姿勢②
基本姿勢①の姿勢から片足を１歩前に出す

まず、安定した床の上（フローリングやタイルなど）で両足の間をこぶし1個分あけ、つま先を正面に向けて、両足が平行になるようにします。上半身は胸をしっかりと張り、腰が軽く反った状態を作ります（基本姿勢①）。

●レベル1

まず、基本姿勢から片足を1歩前に出します（基本姿勢②）。レベル1では後ろ側の脚にしっかりと体重をかけたら、前方の脚を床から5㎝ほど持ち上げます。

このとき軸足となる後ろの脚の膝は伸び

ているのが理想です。上半身の基本姿勢が崩れないこと、身体が前後左右に傾かないことを意識して30秒キープしてみてください。脚を入れ替えて同様に行います。

左右同じように30秒キープできた方はレベル1クリアです。レベル1は、屋内での日常生活動作に困らない程度のおしり力レベルです。

●レベル2

レベル1では5㎝ほど脚を上げましたが、レベル2では膝がおなかのあたりまで来るくらいに上げます。上げた脚の腿の前側のラインが床と平行になるまで持ち上げ、股関節と膝がそれぞれ90度に曲がるようにします。

脚を持ち上げた際に腰の反り方が変化したり、上体が前後左右に傾いたりしないように意識し、45秒間キープします。これを左右、同様に行います。

左右ともにクリアできた方は、ずっと立っていることや平地を歩くことがほとんど気にならないおしり力レベルです。

[片脚上げおしり力チェック　レベル1～4]

レベル1

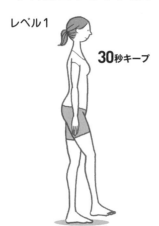

30秒キープ

前方の脚を床から5㎝ほど上げる。

レベル2

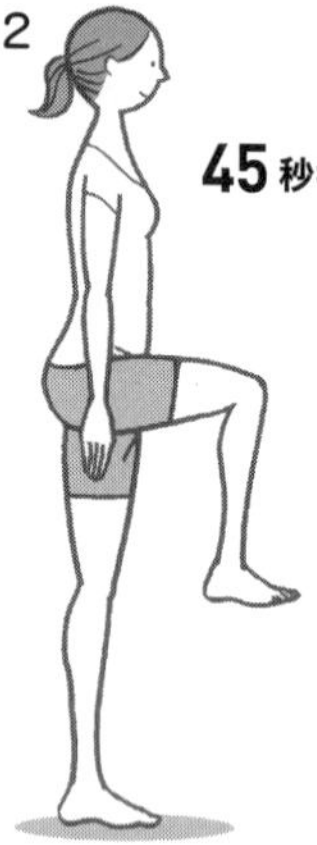

45秒キープ

股関節が90度になるように脚を上げる。

レベル3

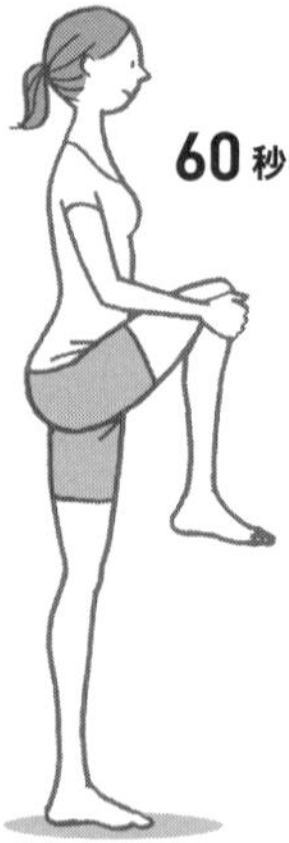

60秒キープ

レベル2（股関節90度）よりも脚を上げ、その脚を片手でサポート。

レベル4

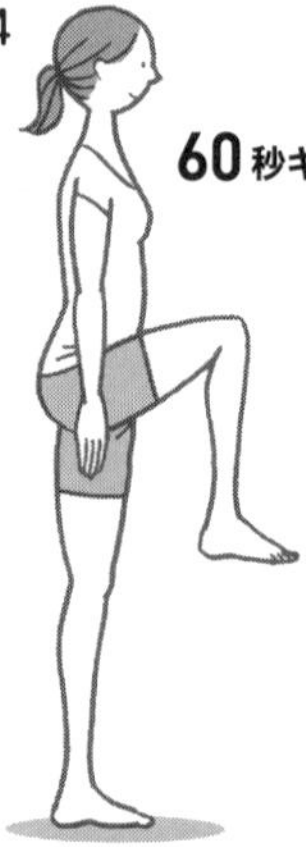

60秒キープ

レベル3の姿勢からサポートしている手を離す。

●レベル3

レベル3では、まずレベル2と同様の姿勢をとります。さらに、上げている脚と同じ側の手で膝を持ち、股関節が90度以上になるようにさらに脚を上げます。膝を胸に引き寄せるように片手でサポートしながら脚を上げましょう。そのとき、できるだけ胸を張り、腰の反りがなくならないこと、上体が前後左右に傾かないこと、そして軸足となる後ろの脚の膝が曲がらないことを意識して60秒キープします。左右同様に行います。

左右できた方は、階段や坂道も気にせず、旅行やハイキングも楽しめるおしり力レベルです。

●レベル4

レベル4ではレベル3と同様の姿勢をとり、膝をサポートしている片手を離します。その際に上げていた膝が落ちないように最初の姿勢を保ちます。最低でも、股関節が90度以上に上がるようにしましょう。この姿勢を60秒キープします。

その際にもできるだけ胸を張り、腰を軽く反らせること、上体を前後左右に傾けないこと、そして軸足の膝が伸びていることを確認します。こちらも、左右同様に行います。左右できた方は、いつまでも、アクティブにスポーツを楽しむことができるだけでなく、よほどのことがない限り、死ぬまで歩けるおしり力レベルにあります。

みなさん、チェックしてみていかがだったでしょうか。やってみるとわかるのですが、上体のラインを変えずに脚を上げ続けるのはかなり難しいことです。また、ほとんどの方が軸足の安定感に左右差があることを実感されたのではないでしょうか。

上半身が動いてしまうのは上半身の体幹部分の抗重力筋が弱くなっているサイン、軸足の安定感に左右差があるのは左右の骨盤の歪みによるおしりの筋力の差を示すサインなのです。このサインを見逃さないことも、このおしり力チェックの大切なポイントです。弱いほうのおしりを再度強化することで左右のバランスが整うだけでなく、左右両側のおしり力アップにもつながります。

この「おしり力チェック」でレベル1だったとしても、大丈夫です。**おしりは年齢に関係なく鍛えることができます。**また、レベル4がクリアできている方も安心してはいけません。おしりの筋力低下を防ぐためには現在の運動量を下げないことも大切です。

誰でもできる！「止まったまま」の筋トレ

本書のおしりエクササイズは**「止まった姿勢」**でのエクササイズ、通称「スタビライゼーション・トレーニング」をメインとして行います。「スタビライゼーション」とは「固定・安定させる」という意味で、もともとは体幹を強化するためのトレーニング方法です。

私のおしりエクササイズは、このトレーニング方法をベースに、骨盤の安定に関わる「大殿筋」や「中殿筋」を中心としたおしりの筋群、そして骨盤の前傾に関わる「腸腰筋」に含まれる「腸骨筋」の強化を最優先に考え構成されています。

また、このおしりエクササイズは、エクササイズの流れと姿勢に大きな特徴があります。**「7つのベビーステップ」**という、人の赤ちゃんが生まれて立ち上がるまでに必ず行う7つの姿勢、「あおむけ」「横向き」「うつぶせ」「よつばい」「座る」「膝立ち」「立つ」を順番にステップ化し、その流れの中で、自分の体重と重力が最大限活用できる「抗重力位姿勢」をとりながらエクササイズを進めていきます。

この7つのステップと抗重力位姿勢を組み合わせることで、衰えていたおしりの筋群を効果的に鍛え直すことができます。いわばこのエクササイズは、おしりに関わる筋群にふたたびスイッチを入れる、「抗重力筋再教育エクササイズ」であり、おしりの秘めた能力を引き出すための「おしりの能力引き出しエクササイズ」でもあるのです。

実際のエクササイズは、**誰でもできる簡単な姿勢で、ある一定の時間「止まっている」だけで良いのです。**この「止まっている」ということが関節に障害をお持ちの方に有効で、脚を何度も動かす必要がないために、**関節にほとんど負担をかけずに、抗重力筋だけを発達させることができるのです。**

また止まっている姿勢だと、自分がどの筋肉を使っているのかが体感しやすいのも利点です。おしりの筋力が弱い方は、おしりを鍛えるはずが、おしり以外の筋肉を使ってしまうことがありますが、止まっているとそういった間違いに気づきやすいのです。

おしりの鍛え方は赤ちゃんが知っていた⁉

人類はほかの動物よりも高度な二足立位、二足歩行を獲得したにもかかわらず、生まれてすぐには立ち上がれないようにできています。これはかの有名なドイツの生物学者であり、哲学者でもあったエルンスト・ヘッケルが唱えた「個体発生は系統発生を繰り返す」という言葉の通り、海の生物が陸の生物に進化し、さまざまな進化を経て二足歩行を獲得した人類誕生への流れと密接に関係しているのです。

人間の赤ちゃんは、生まれる前はお母さんの子宮の羊水の中で生活しています。これは系統発生で言えば、海の生物と同じです。この海の生物から陸の生物への進化と同様なのが、お母さんのおなかから生まれる瞬間なのです。このときはまだ立てません。なぜなら赤ちゃんは約10か月間、羊水の中で浮力のある環境にいたため、水中で身体を動かすための推進筋は発達していても、身体を垂直に立ち上がらせる抗重力筋は、まだ十分に発達していないからです。

しかし、赤ちゃんは生まれた瞬間から抗重力筋のトレーニングを開始します。生まれたとき、赤ちゃんは大声で泣いていますね。赤ちゃんは羊水内で呼吸はしていませんが、これは生物の進化で言えば、水中のえら呼吸から肺呼吸に変わった瞬間です。このときから赤ちゃんは、**呼吸筋であり抗重力筋のベースでもある横隔膜《おうかくまく》や腹横筋《ふくおうきん》のトレーニングを始めるのです。**これはヒトの遺伝子情報に組み込まれたプログラムなのです。

姿勢に関しても、赤ちゃんはあおむけに寝るだけの状態から横向きになり、寝返りを打てるようになるとうつぶせの姿勢もできるようになります。さらに、よつばいができるようになるとハイハイを始め、座ることもできるようになり、そして膝立ちからつかまり立ちを経て、ついに立って歩くことができるようになります。

このように約5億年の歳月をかけた人類の進化の過程を赤ちゃんは約1年かけて再現し、二足歩行に必要な抗重力筋を強化するのです。赤ちゃんが目指すゴールは二足立位、二足歩行。これを実現するためにはおしりの筋肉という最強の抗重力筋が不可欠です。

もうおわかりかもしれませんが、**赤ちゃんはそのおしりの筋肉が使えるように、7つの姿勢をとりながら段階的に抗重力筋を活用し、強化し続けているのです。その7つの姿勢をとり入れたのが私の考案した「7つのベビーステップ」です。**

赤ちゃんはいきなりおしりの筋肉をフル活用することはできません。7つの姿勢の段階を過ごしながら、頭部のほうから下半身に向かって抗重力筋のスイッチを入れていくことで、ゆっくりとですが確実におしりの強化を図っているのです。

すべての人類が同じ流れを経て、二足立位、二足歩行を獲得します。ですから、この流れは大人になったとしても遺伝子情報として確実に残っており、その流れを活用することは、弱くなったおしりの筋肉を再度鍛える一番の近道だと私は確信しています。

実際に、この赤ちゃんの成長段階の7つの姿勢を活用しておしりのエクササイズをすると、無理なく確実に、そして年齢を問わず、おしりの筋肉を発達させることが可能です。また段階を順番に追うことで、**どの姿勢におけるおしりのコントロールができないのかが明確にわかるため、その方のおしりの状況に合わせてカスタマイズされたエクササイズをすることが可能となり、最短ルートで結果を導き出せるのです。**

人類の進化と赤ちゃんの発育から導き出されたおしりエクササイズで、おしりを強化していきましょう。

実践！　おしりエクササイズ

おしりストレッチ

エクササイズを行う前にはストレッチを行いましょう。ストレッチをすることでおしりのスイッチが入りやすくなり、このあとのエクササイズでより効果を得られるようになります。

POINT

- **呼吸は止めない**ようにしましょう。
- 身体が**気持ち良く伸びていること**が肝心です。
- ひとつのストレッチに**30秒以上**かけましょう。
- ストレッチを含むおしりエクササイズは、**夜寝る前に行うのが一番効果的**です。

おしりストレッチ 1

おしりの筋肉に スイッチを入れる

30秒キープ

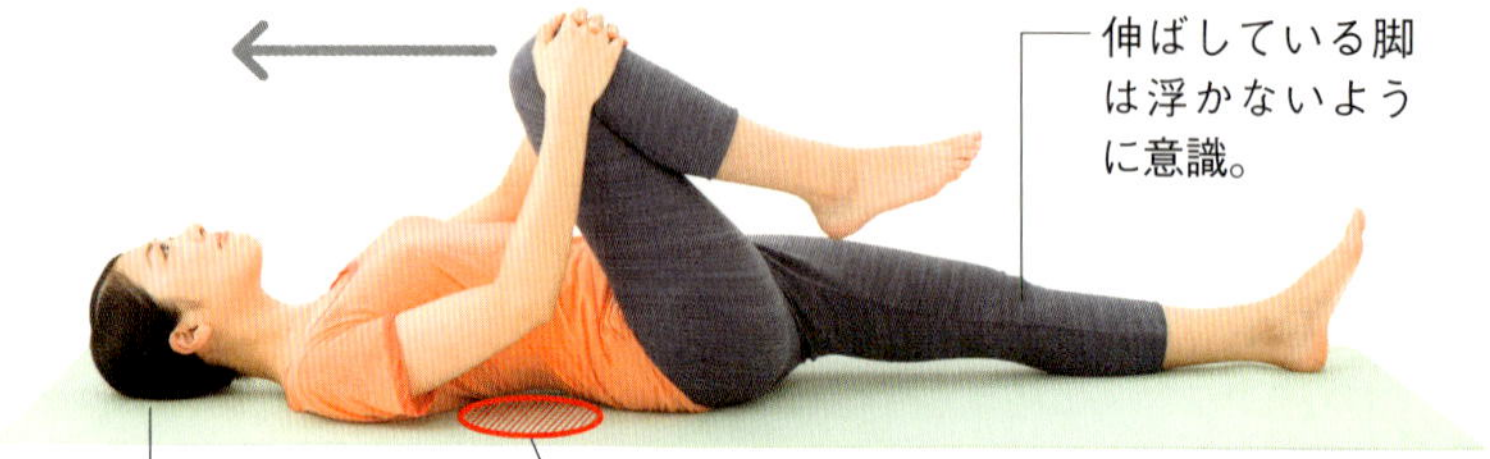
伸ばしている脚は浮かないように意識。
頭は床につけたまま真上を見る。
できるだけ背中が丸くならないように、隙間を作る。

おしりの深層筋肉を伸ばし、脚を上げやすくする

1. あおむけになって片脚を曲げ、膝に両手を置く。
2. 膝を胸のほうに真っ直ぐにできるだけ引き寄せる。
3. 胸を張り、腰と床に少しの隙間を作る。

30秒キープ

※反対側も同様に行う

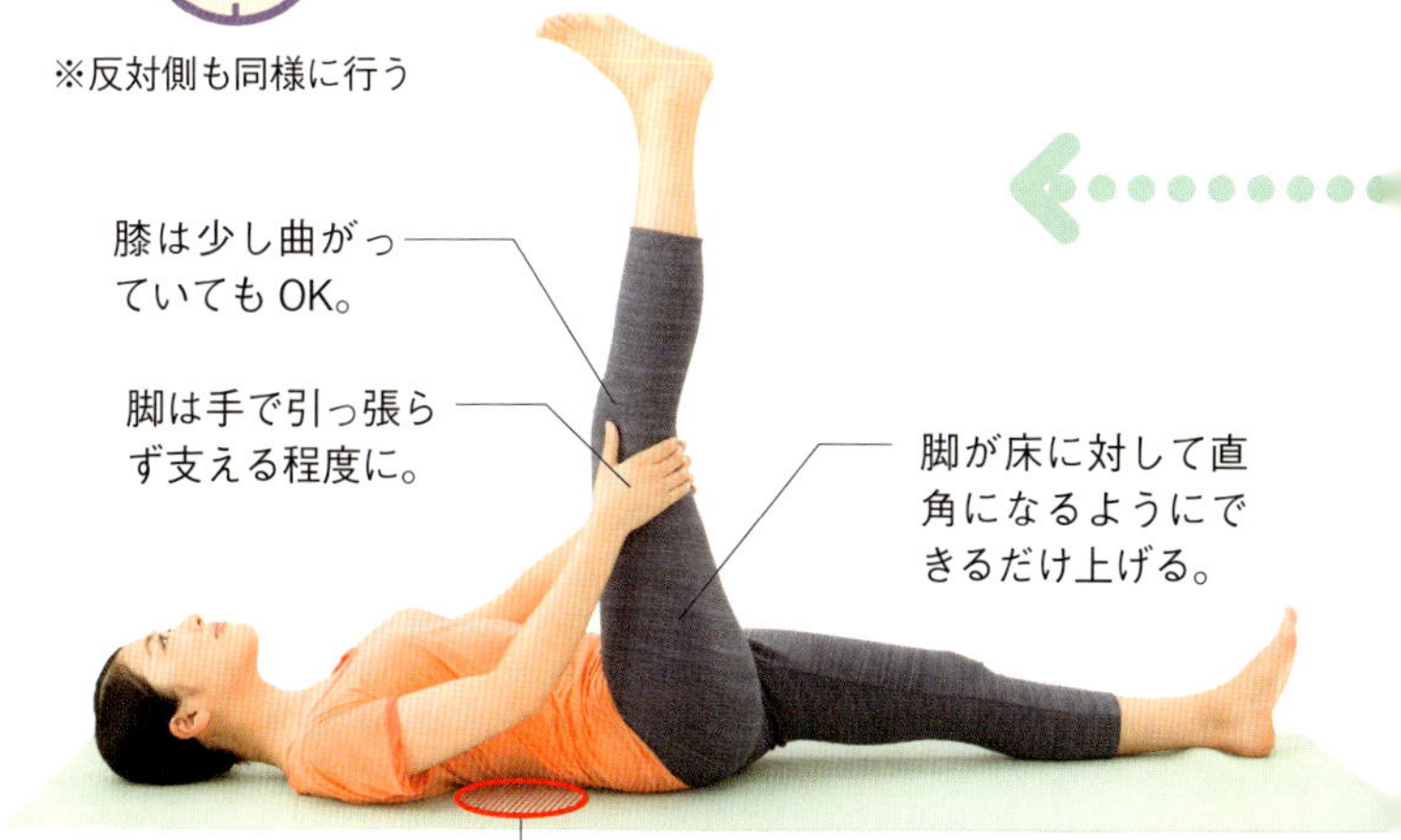
膝は少し曲がっていても OK。
脚は手で引っ張らず支える程度に。
脚が床に対して直角になるようにできるだけ上げる。
背中は丸くならないように、隙間を作る。

ふくらはぎと腿の後ろの緊張を緩める

1. 前ページの状態から脚を上げ、両手で膝の後ろを持つ。
2. 膝をできるだけ伸ばして、足首を手前に返す。
3. 胸を張り、腰と床に少しの隙間を作る。

おしりストレッチ 2

脚を開きやすくする

30秒キープ

※反対側も同様に行う

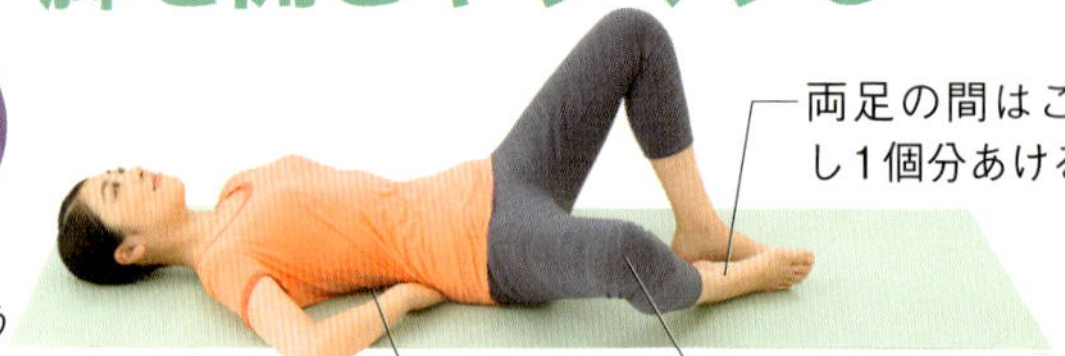

両足の間はこぶし１個分あける。

床と腰の間があかないようにおなかをへこませ続ける。

片側だけ脚を開き、膝を床に近づける。

内腿の筋肉を伸ばす

1. あおむけで膝を立て、床と腰の間に両手を軽く差し込む。
2. 背中で手の甲を押すようにして、おなかをへこませる。
3. 2を維持し、片方の脚を最大限に開く。反対の脚は固定。

おしりストレッチ 3

胸を張りやすくする

30秒キープ

背中が丸くならないよう注意。

両足の間はこぶし１個分あける。

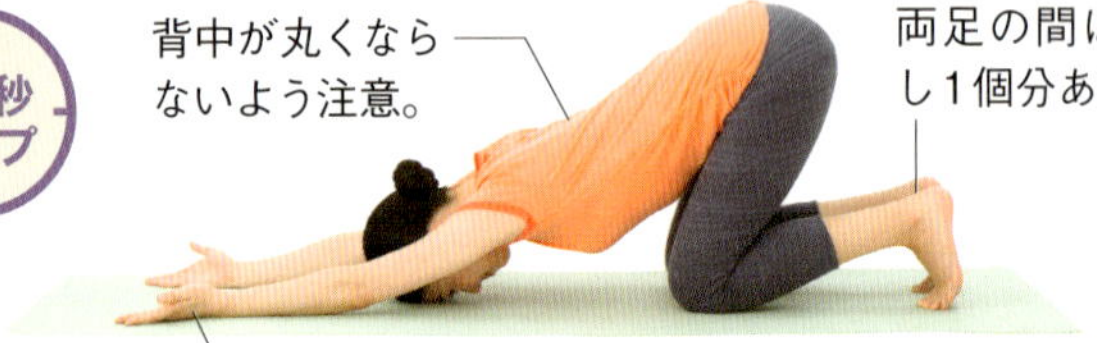

手のひらを上にすると、きちんと腕の付け根が伸びる。

背中の丸みを緩め、猫背も改善

1. よつばいになり、両手をできるだけ遠くに伸ばす。
2. おしりを下げながら、腕の付け根を伸ばし、胸を張る。
3. 腰をやや反らせながら、おしりを下げたままキープ。

実践！　おしりエクササイズ

腸腰筋エクササイズ

ストレッチが終わったら腸腰筋エクササイズを行いましょう。腸腰筋エクササイズを行うことで骨盤の前傾を促し、おしりスイッチがオンになるので、このあとの７つのベビーステップで得られる効果が格段に上がります。

POINT

- 足の指に**余計な力が入らない**よう注意しましょう。
- 軸足のおしりがかたければ、**逆側の腸腰筋にスイッチが入っている証拠**です。おしりを触ってチェック。
- エクササイズ中は**オシッコを止める感覚**を常に意識しましょう。

腸腰筋エクササイズ 1

「腸骨筋」編

垂直方向へ脚を上下させる力を強化し、
骨盤を前傾しやすくする

1 脚を前後に開き、中腰姿勢を作る

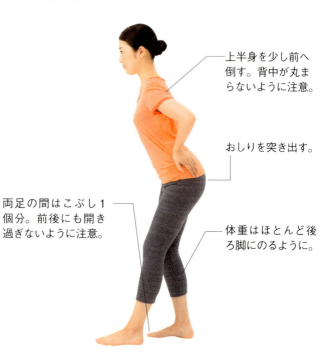

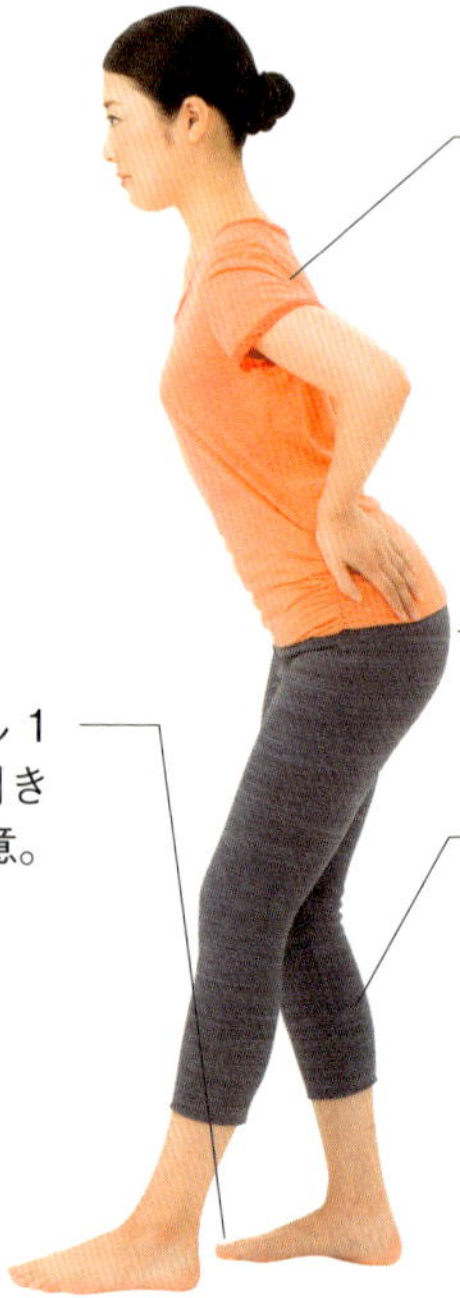
上半身を少し前へ倒す。背中が丸まらないように注意。
おしりを突き出す。
両足の間はこぶし1個分。前後にも開き過ぎないように注意。
体重はほとんど後ろ脚にのるように。

2 前の脚を持ち上げて30秒キープ

30秒キープ

※反対側も同様に行う

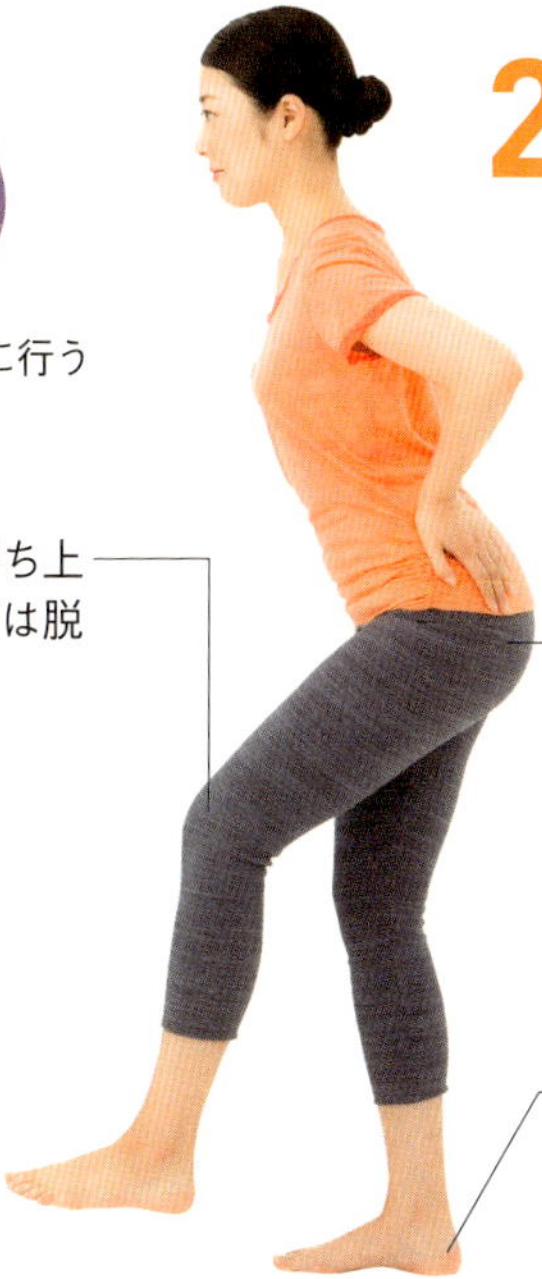

膝を真っ直ぐ持ち上げて、膝から下は脱力させる。

上半身は動かさず、軸足側のおしりは突き出したままキープ。

軸足でしっかり床を押す。

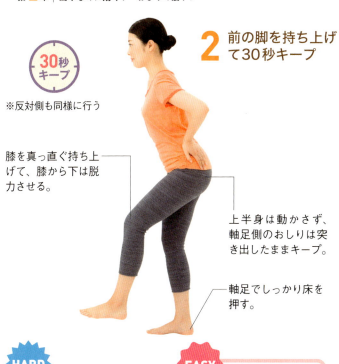

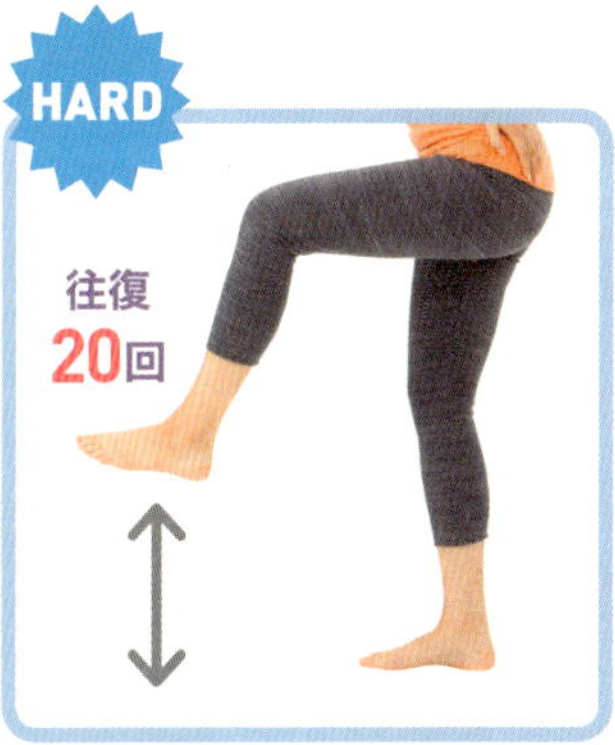

1秒に1回のペースでゆっくりと脚を上下に20回動かします。

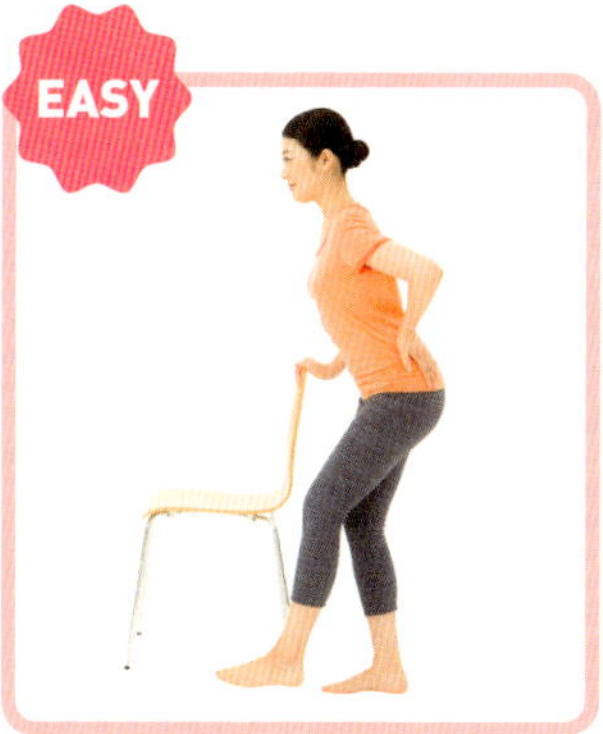

ふらつく場合は、何かにつかまったり、壁に手をついてもOKです。

腸腰筋エクササイズ 2

「大腰筋」編

脚を前方へ振り出す力をアップし、
骨盤を前傾しやすくする

1 脚を前後に開き、上体を真っ直ぐキープ

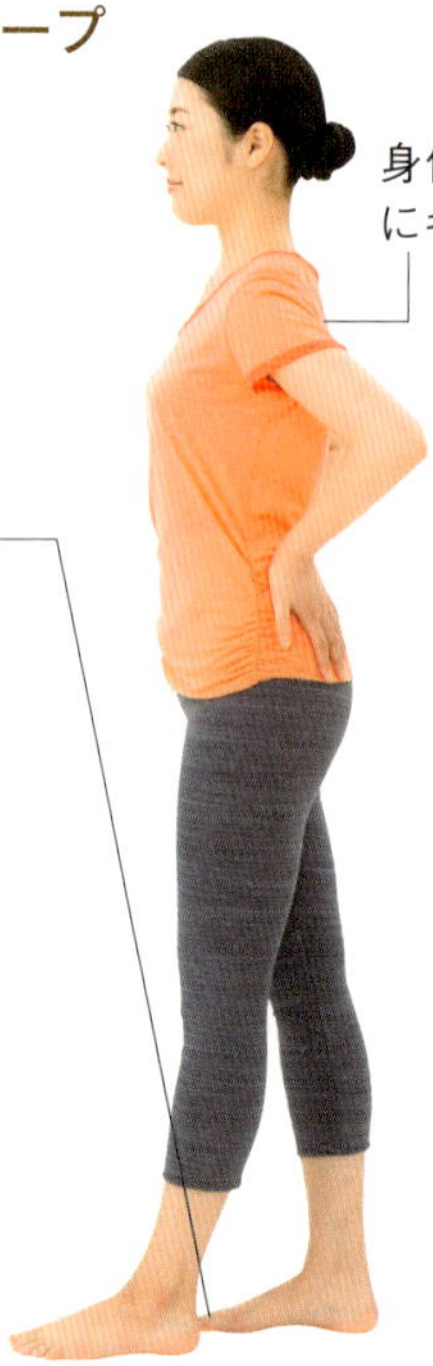

身体は真っ直ぐにキープ。

両足の間はこぶし1個分。後ろの脚に体重がのるように。

2 前の脚を上げる

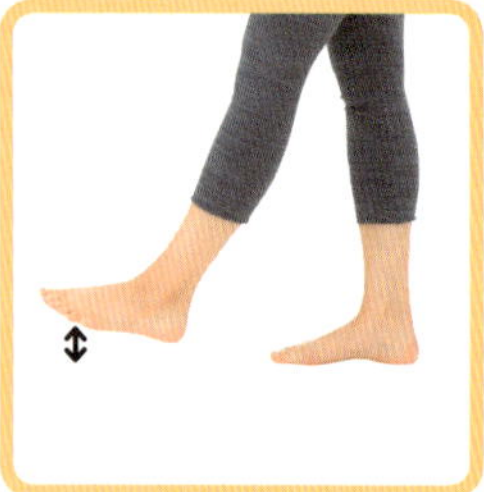

前の脚は床から1cmほど浮かせる。

3 前の脚を引いて、また前に出す。そのスイングを繰り返す

往復20回

※反対側も同様に行う

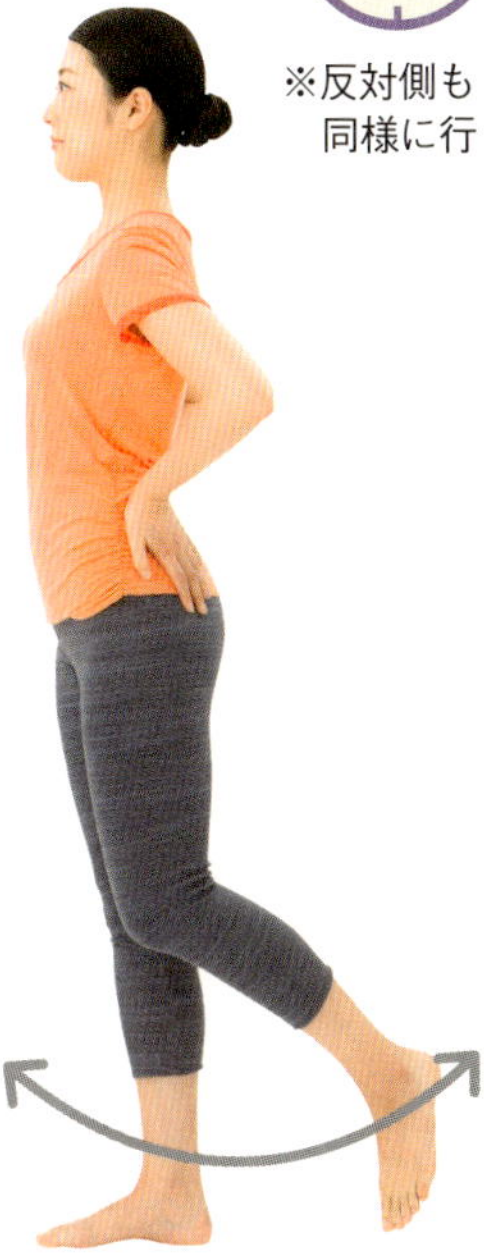

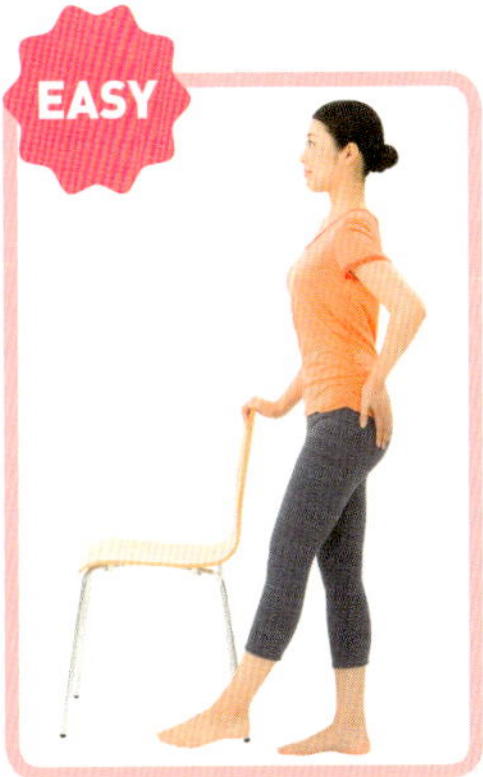

まずは何かにつかまりながらでもOKです。20回が大変な人は、10回からスタートしましょう。

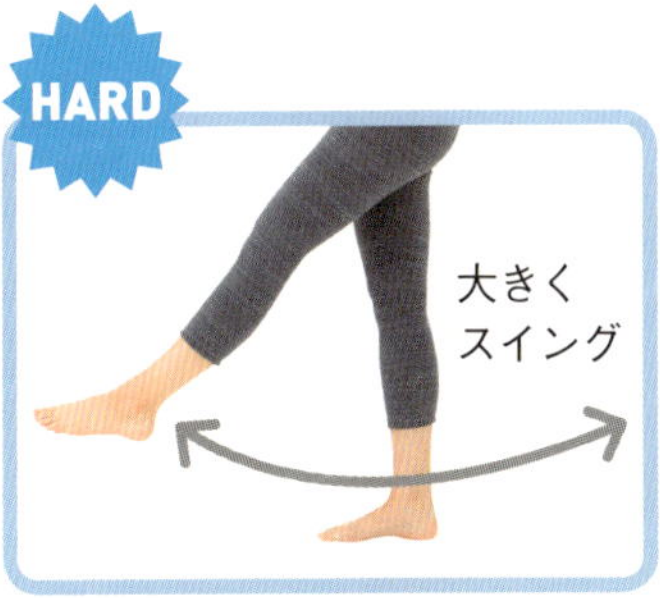

スイングの幅を大きくすることで、さらに負荷をかけられます。

NG

脚を振る際には、身体がぶれないようにしましょう。

実践！　おしりエクササイズ

おしりを鍛える
7つのベビーステップ

ここから「7つのベビーステップ」が始まります。赤ちゃんの生まれてから立つまでの過程をもとにしたエクササイズで、無理なく段階的におしりをトレーニングしていきましょう。

STEP1
あおむけ

赤ちゃんは生まれてすぐはあおむけで寝ています。

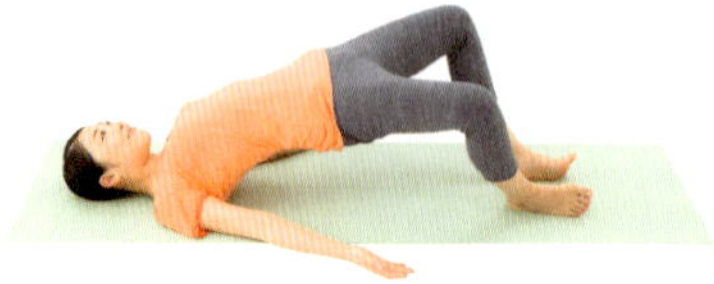

STEP2
横向き

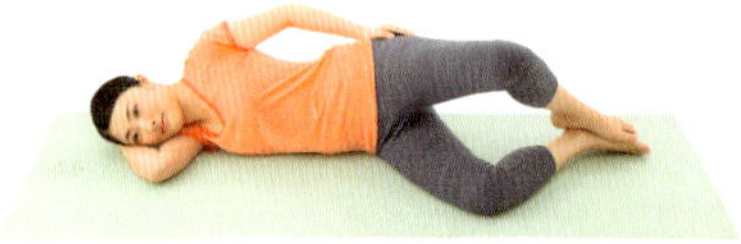

寝返りをうつために横向き姿勢になります。

STEP3
うつぶせ

うつぶせ姿勢もできるようになります。

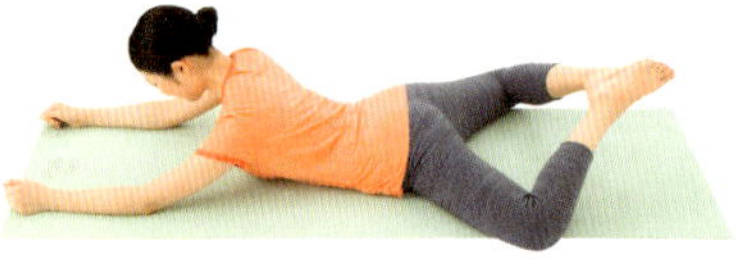

STEP4
よつばい

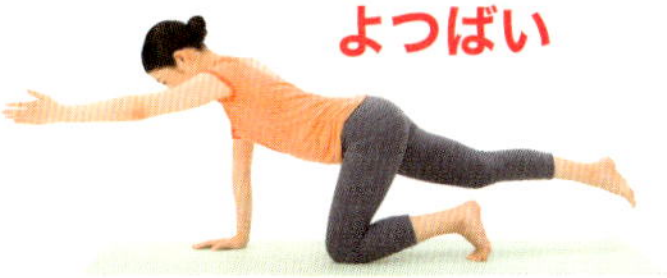

よつばい姿勢になり、ハイハイができるようになります。

STEP5
座る

バランス力がアップすると、座れるようになります。

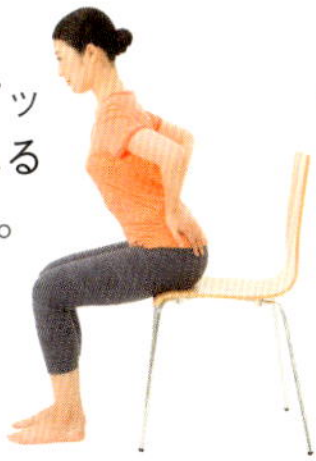

STEP6
膝立ち

おしりの力がつくと膝立ちも可能です。

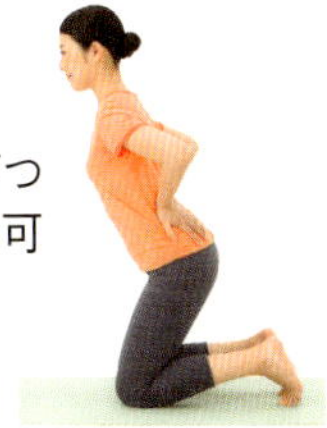

STEP7
立つ

最後は立ったり歩いたりできるようになります。

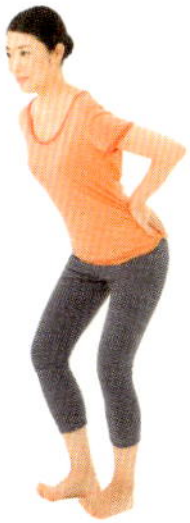

POINT

- ❖ **正しい姿勢を保持**しましょう。
- ❖ **息を吐き続けながら姿勢をキープ**します。難しい場合は普段通りの呼吸で行いましょう。
- ❖ STEP1からSTEP7まで、**ひとつずつ順序通り**行いましょう。
- ❖ エクササイズ中は常に**おなかをへこませ、オシッコを止める感覚**を意識。

STEP 1 あおむけ

体幹力をアップし、股関節と体幹を連動させる

1 あおむけになって膝を曲げる

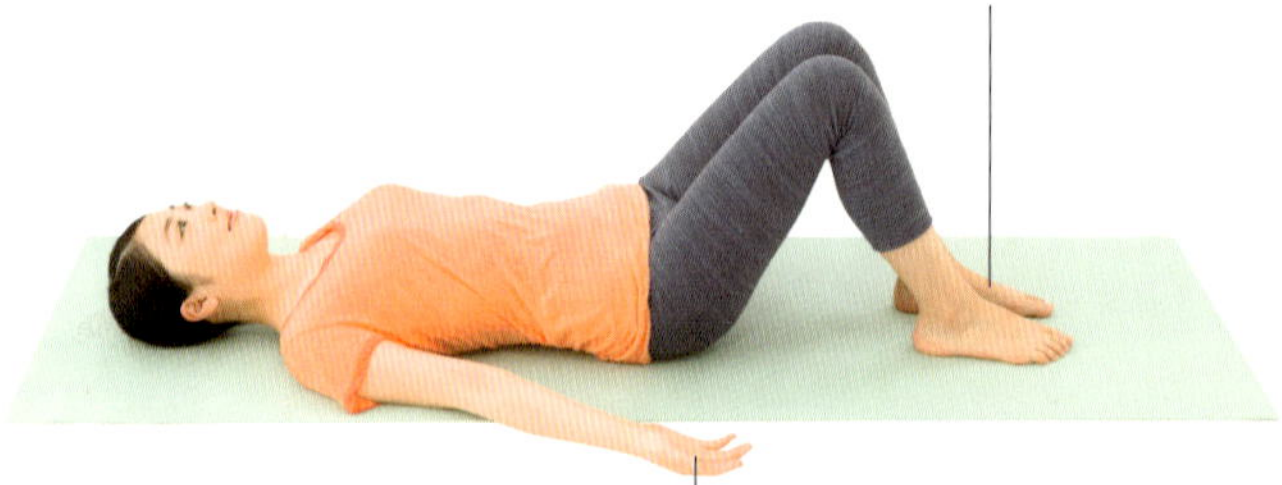
両足の間はこぶし1個分。足は真っ直ぐ平行にする。
手のひらは上に向ける。

2 おしりを上げる

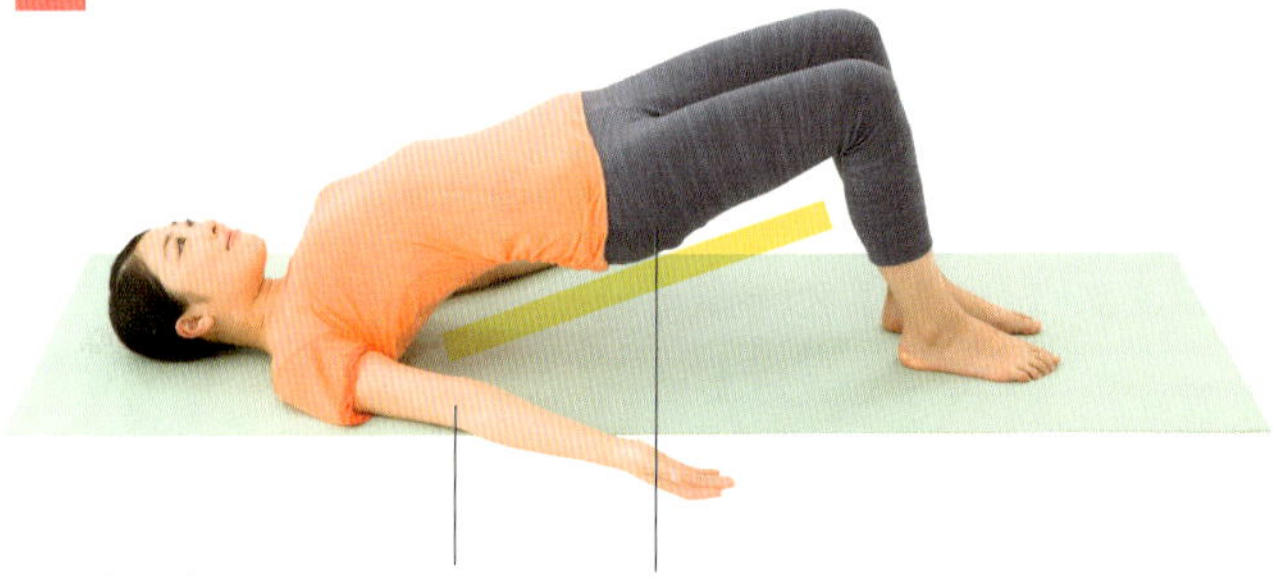
腕で多少バランスをとってもOK。
身体が一直線になるように、おしりを上げる。

3 脚を左右に開き、足裏の外側で床を押す

30秒キープ

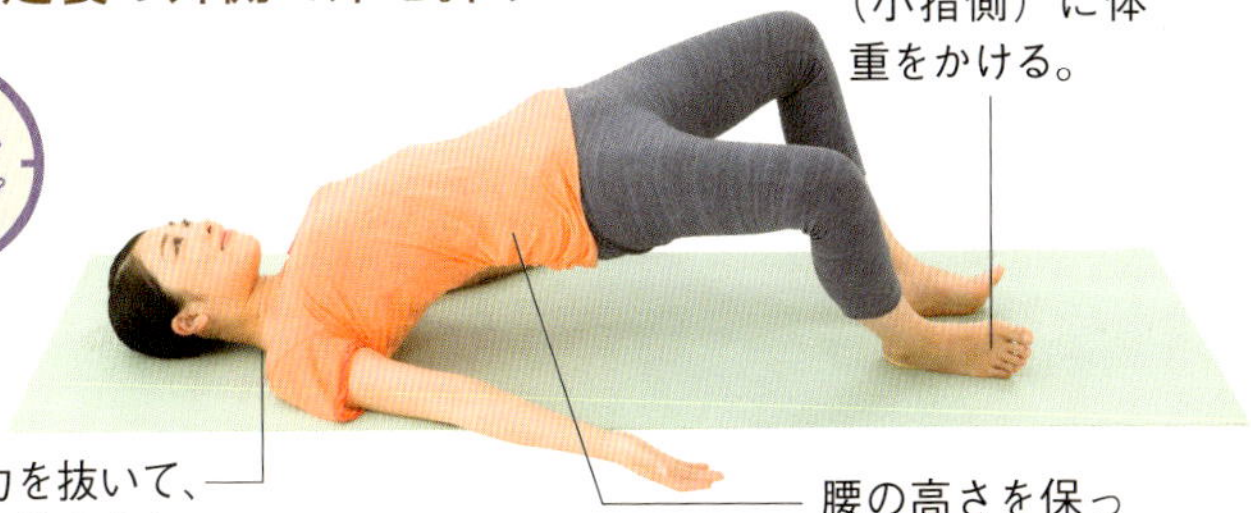
両足は平行のまま、足裏の外側（小指側）に体重をかける。
首の力を抜いて、肩で身体を支える。
腰の高さを保ったまま、できるだけ脚を開く。

NG

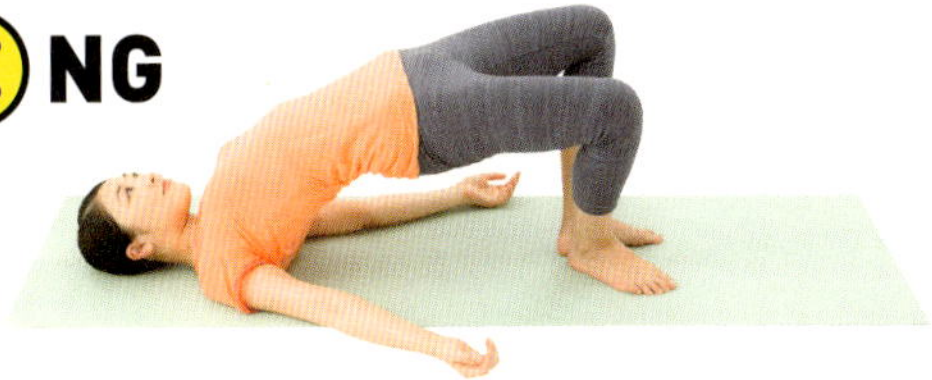

おしりを上げ過ぎて身体がアーチ状に反ると、効果が下がるので注意しましょう。

HARD

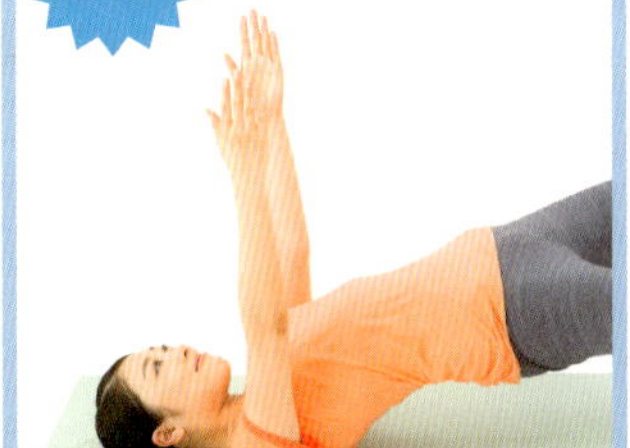

3の姿勢から、両手を前ならえするように天井方向に伸ばし、30秒キープします。

EASY

3の姿勢のように脚を開くのが難しい場合は、2の姿勢で30秒キープするのを目指しましょう。

STEP 2
横向き

股関節を開きやすくして、おしりの横の筋肉を鍛える

1 横向きになって脚を曲げる

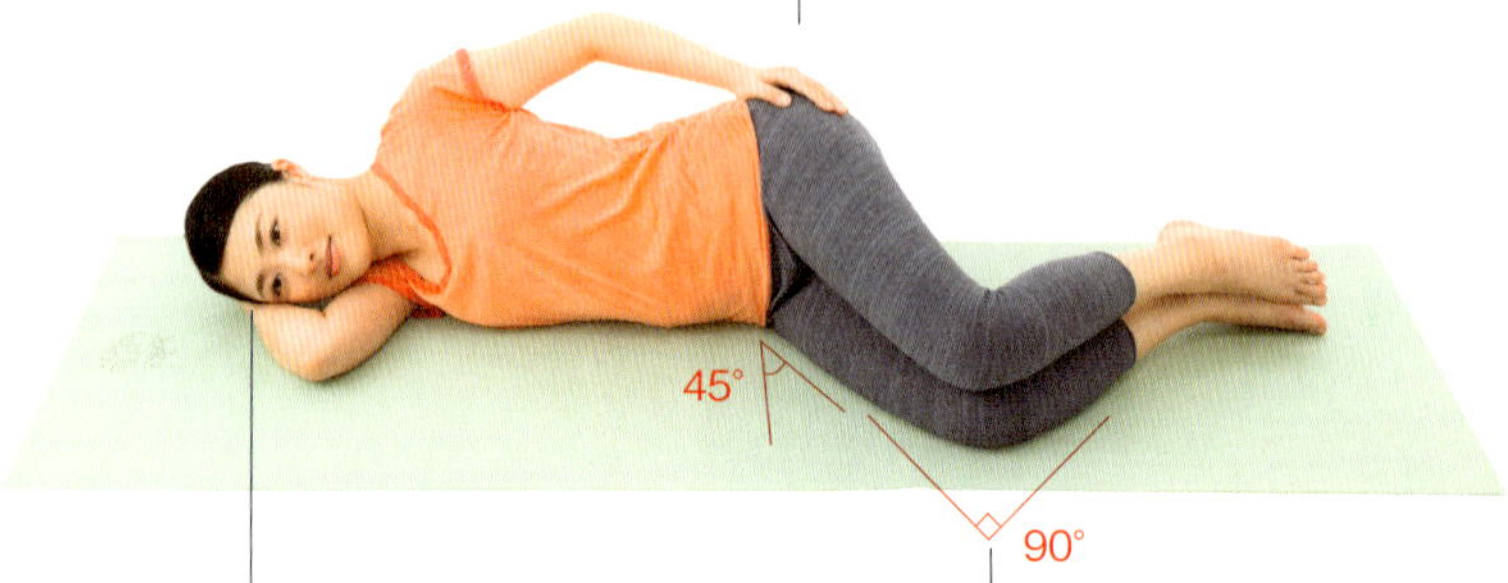

片手はおしりの側面に置き、おしりがきちんと使えているか、かたさをチェック。

もう一方の手は腕枕のように頭の下に置く。

膝は約90度、股関節は約45度曲げる。

30秒キープ

2 上の膝だけできる限り上げる

※反対側も同様に行う

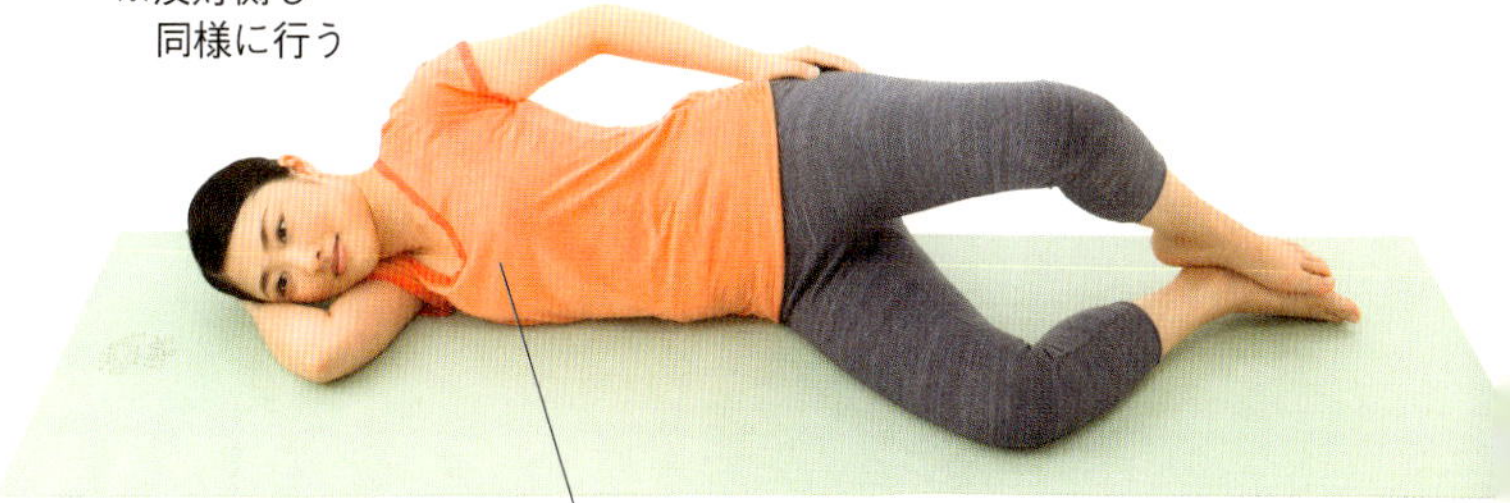

背中が丸まらないよう、胸を張る。

NG 股関節がかたいと膝を上げたときに骨盤が後ろに倒れることがあります。骨盤が傾かないようにしましょう。

HARD

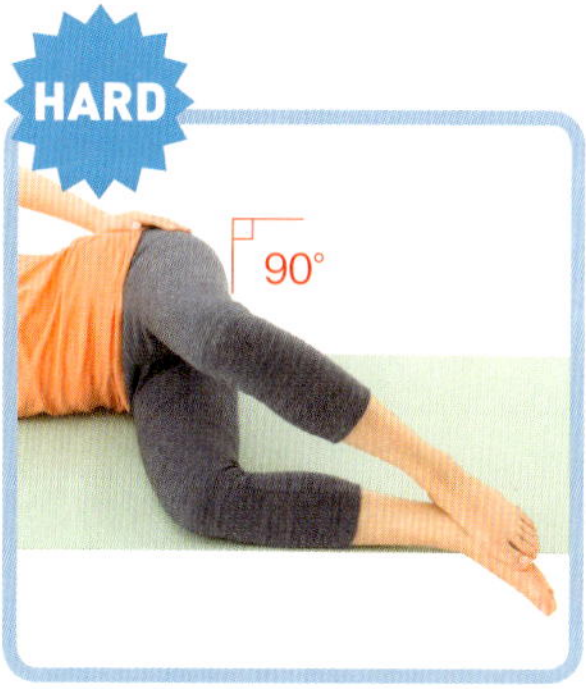

股関節を前に90度ほど曲げます。膝は最大限に開くようにしましょう。

EASY

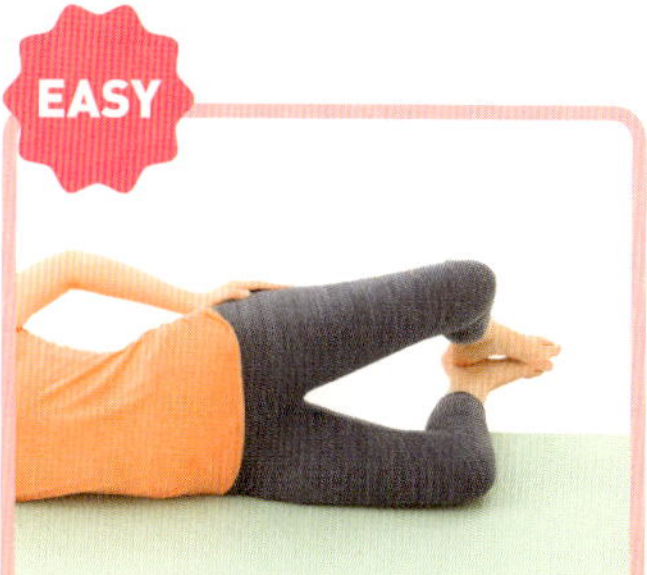

股関節を曲げずに、膝まで一直線になるようにします。最初は膝を90度まで曲げられなくてもOK。

STEP 3 うつぶせ

おしり全体の筋肉を使い、
股関節の柔軟性・体幹の安定力をアップさせる

1 うつぶせで脚を開き、肩より少し前に肘をつく

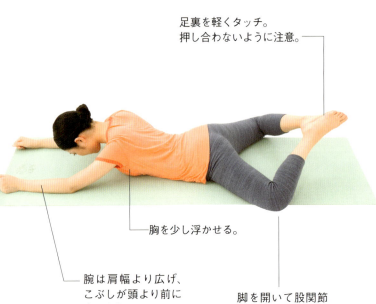

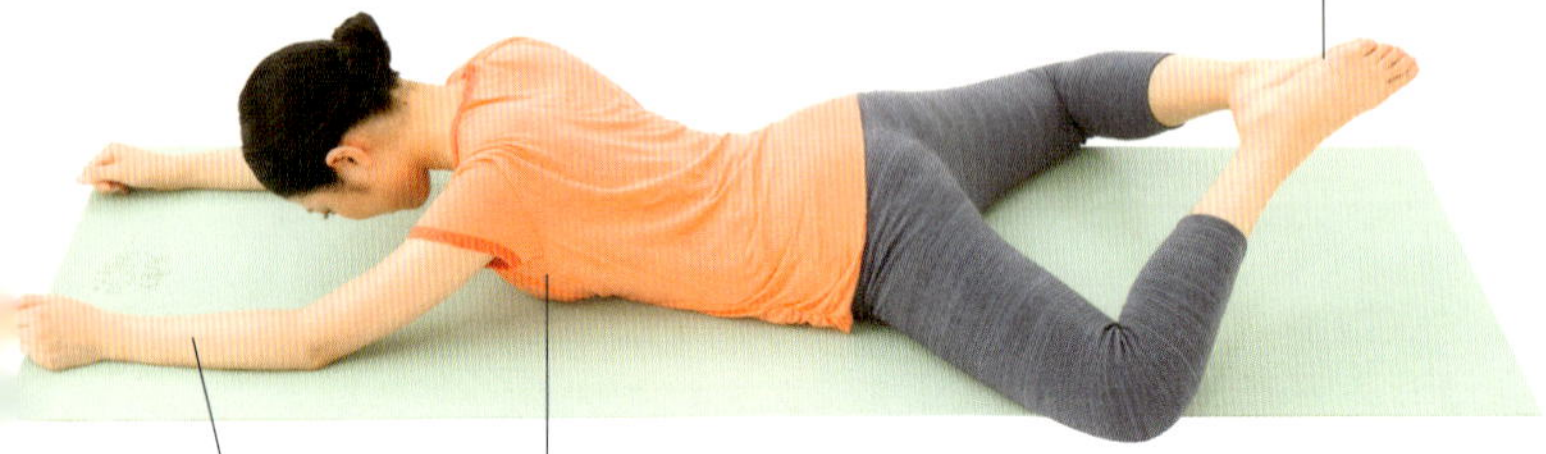
足裏を軽くタッチ。
押し合わないように注意。
胸を少し浮かせる。
腕は肩幅より広げ、
こぶしが頭より前に
くるように。
脚を開いて股関節
と膝関節を曲げる。

30秒キープ

2 1の状態から上体を起こす

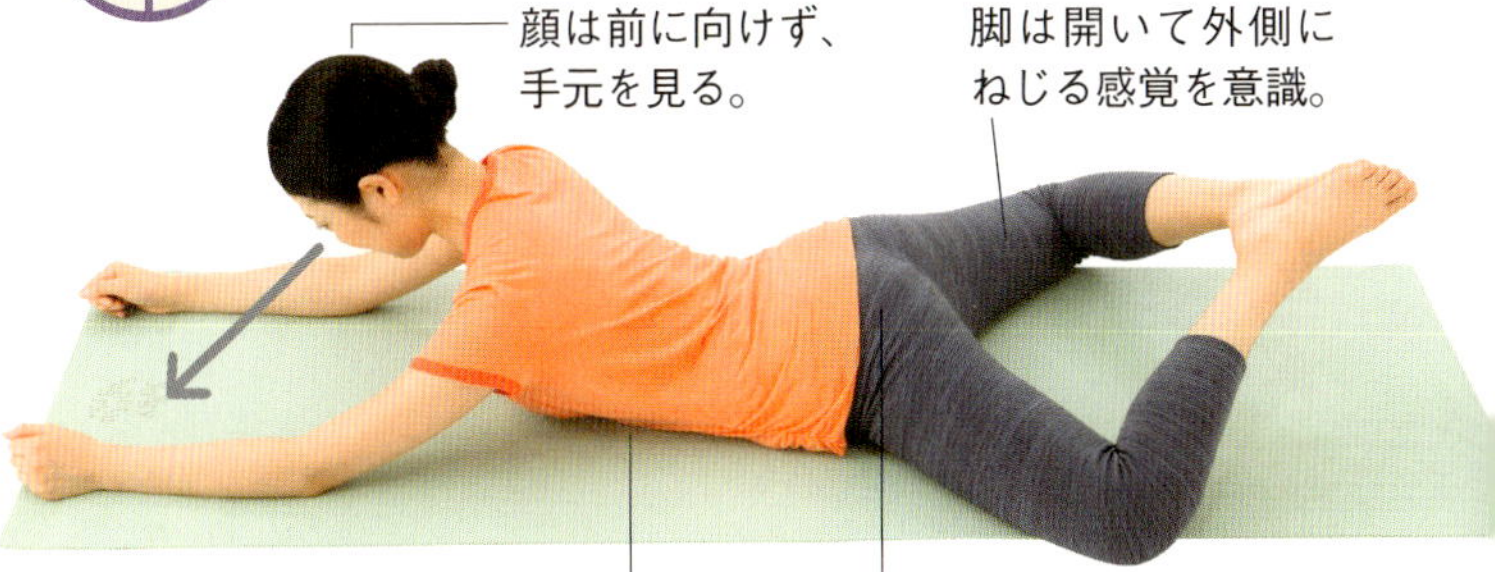
顔は前に向けず、
手元を見る。
脚は開いて外側に
ねじる感覚を意識。
おなかはくっつけ、みぞおちより上のみを上げる。
おしりは最大限に締める。

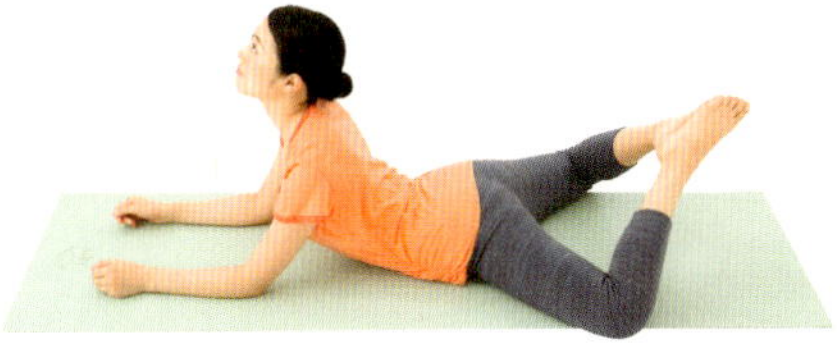

NG

頭は上げず、身体は反り過ぎないようにします。

HARD

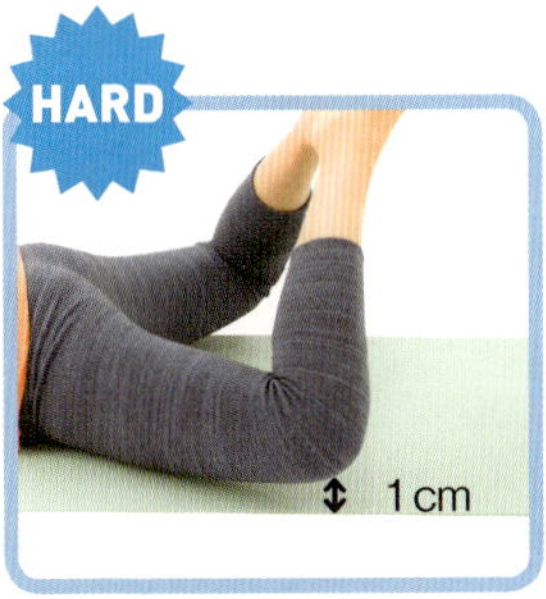
1cm

2の状態から脚を床から1cmほど浮かせます。上げ過ぎないように注意しましょう。

EASY

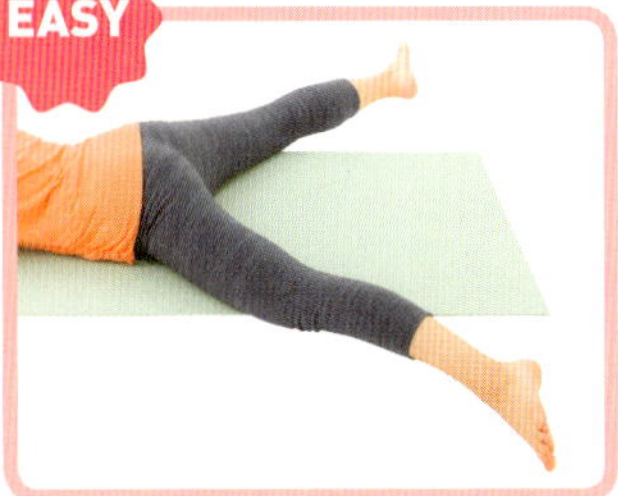

1と2を、膝を伸ばした状態で行います。膝と足先は外側に向くようにしましょう。

STEP 4 よつばい

股関節の安定力を強化し、
股関節の柔軟性をアップさせる

1 よつばいの姿勢になり、おしりを少し後ろに下げる

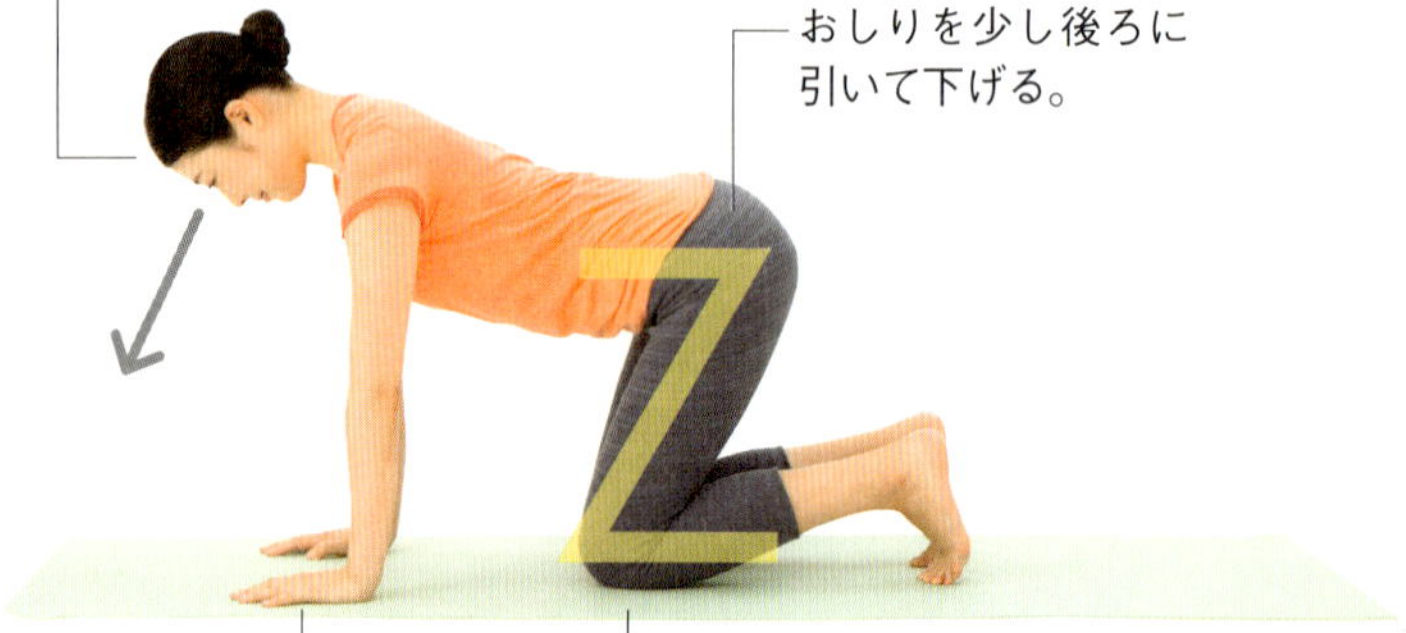
顔は真下より少し
前に向ける。
おしりを少し後ろに
引いて下げる。
手は肩の真下に置く。
上半身から脚までが
「Z」の形になるように。
重心を両脚にのせる。

2 左腕と右脚を前後に伸ばす

30秒キープ

※反対側も同様に行う

肩をおしりより高くして、頭からかかとまで斜め一直線になるように。

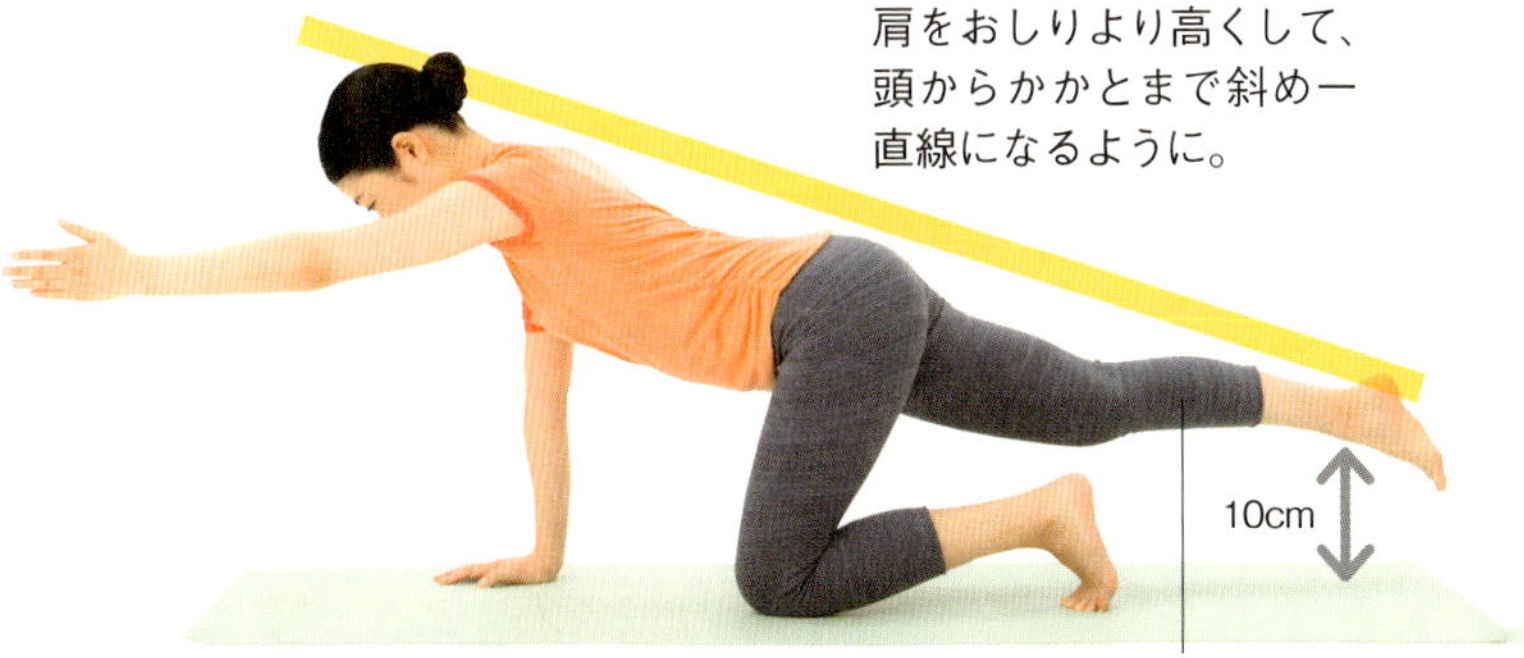

腕を伸ばしたほうとは反対側の脚を床から10cmほど上げる。

NG

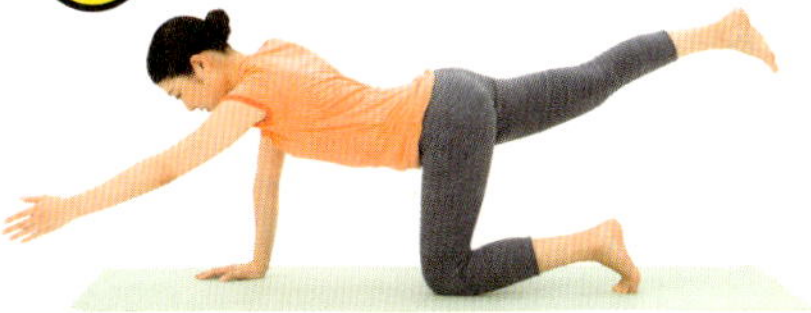

脚の上がり過ぎ、腕の下がり過ぎに注意。股関節が直角に曲がると、下半身ではなく手に体重がのるのでNGです。

EASY

両手をついて、脚だけを床から浮かせ、その状態を30秒キープします。

HARD

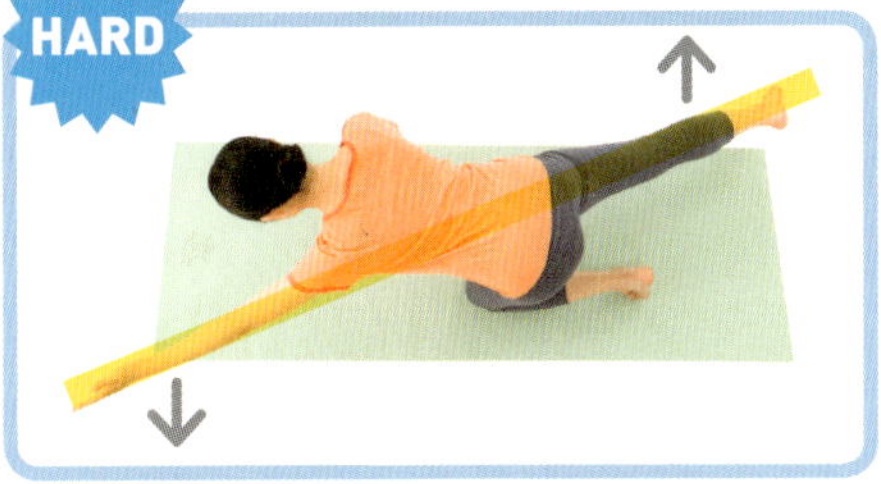

2の状態から腕と脚を対角線に広げます。腕から脚のラインを一直線にし、身体が左右に動かないように注意して、30秒キープします。

STEP 5 座る①

体幹の力と股関節による
上半身のコントロール力をアップさせる

1 椅子に浅めに座り、両手をおしりに置く

※椅子は低過ぎないものを選ぶ。

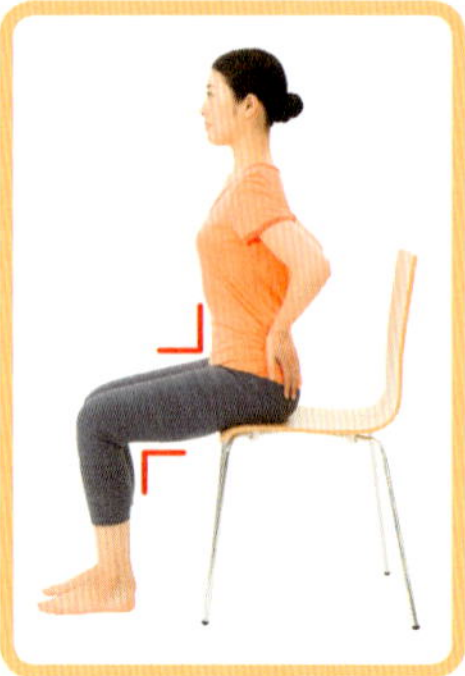

脚の付け根と膝の角度が90度になるように。

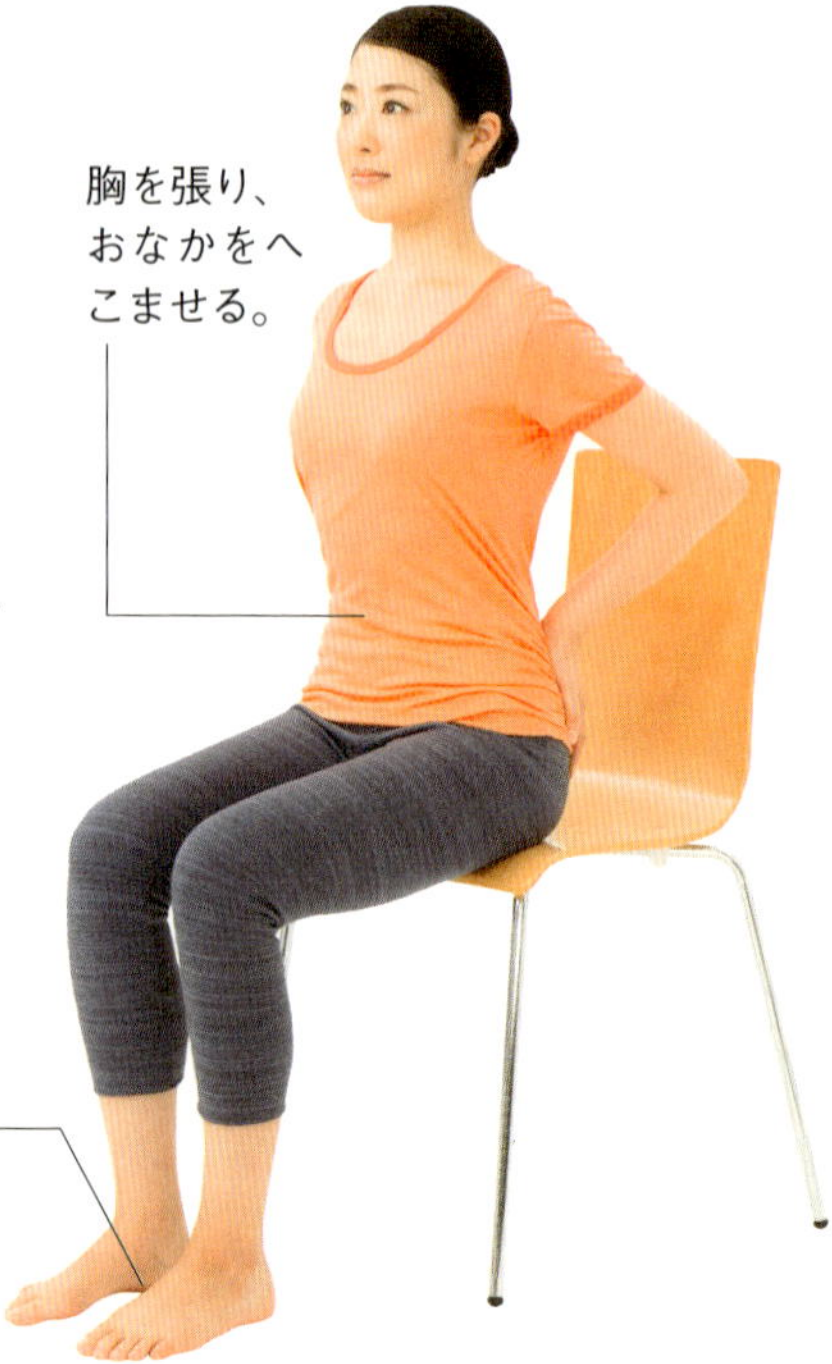

胸を張り、おなかをへこませる。

両足の間はこぶし1個分。

2 脚の付け根（股関節）から、おしりを突き出すように上半身を斜めに倒す

30秒キープ

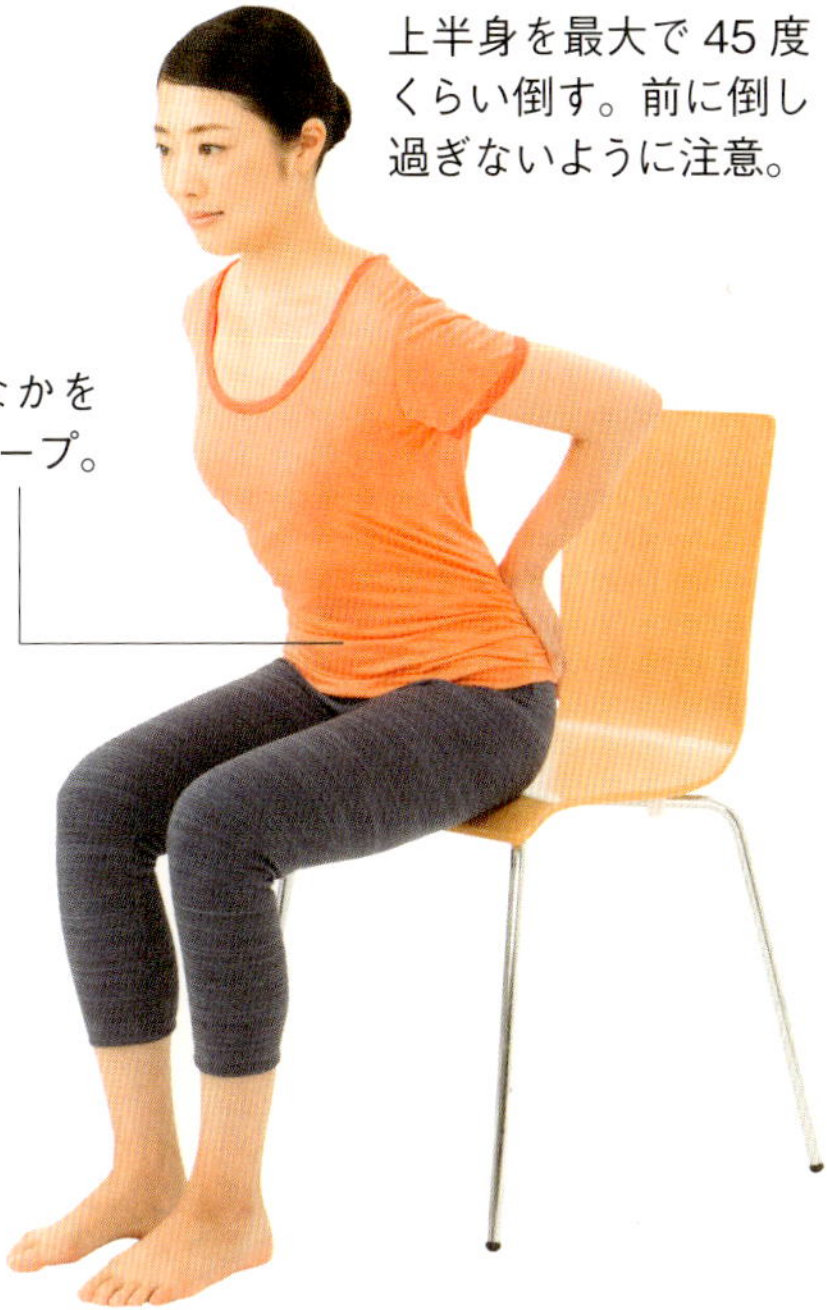

上半身を最大で45度くらい倒す。前に倒し過ぎないように注意。

胸を張り、おなかをへこますのをキープ。

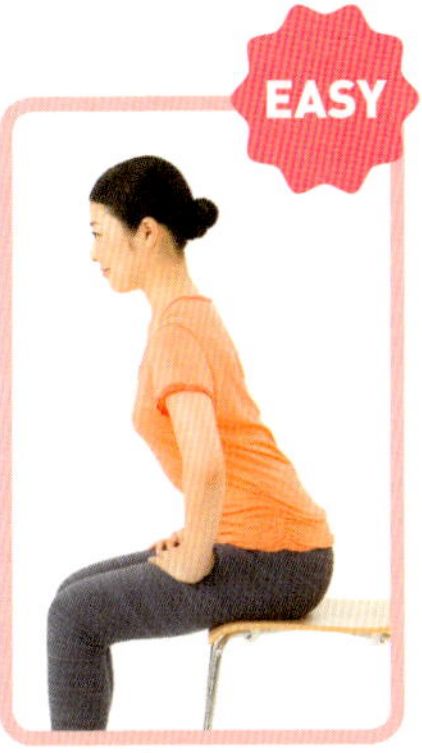

2 の姿勢がつらい人は、腿に手を置いてサポートしてもOK。椅子に浅く座るのが難しい場合は、深く座って行いましょう。

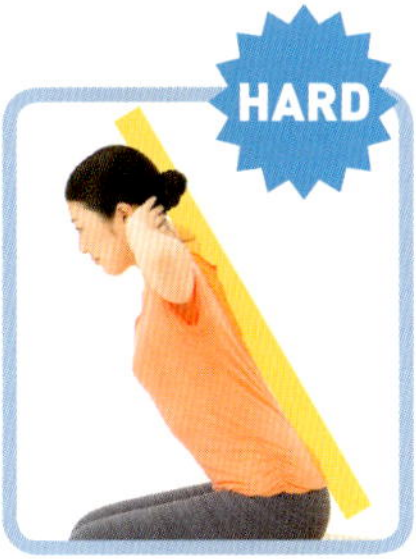

もう少し負荷がかけられる人は、手を頭の後ろに置きましょう。両肘が身体の横にくるように最大限に開いて、頭から腰まで真っ直ぐにします。

STEP 5 座る②

体幹の力をアップさせ、上半身をひねるときの
おしりの左右の重心移動コントロール力をアップさせる

1 椅子に浅めに座り、両手をおしりに置く

胸を張り、
おなかをへ
こませる。

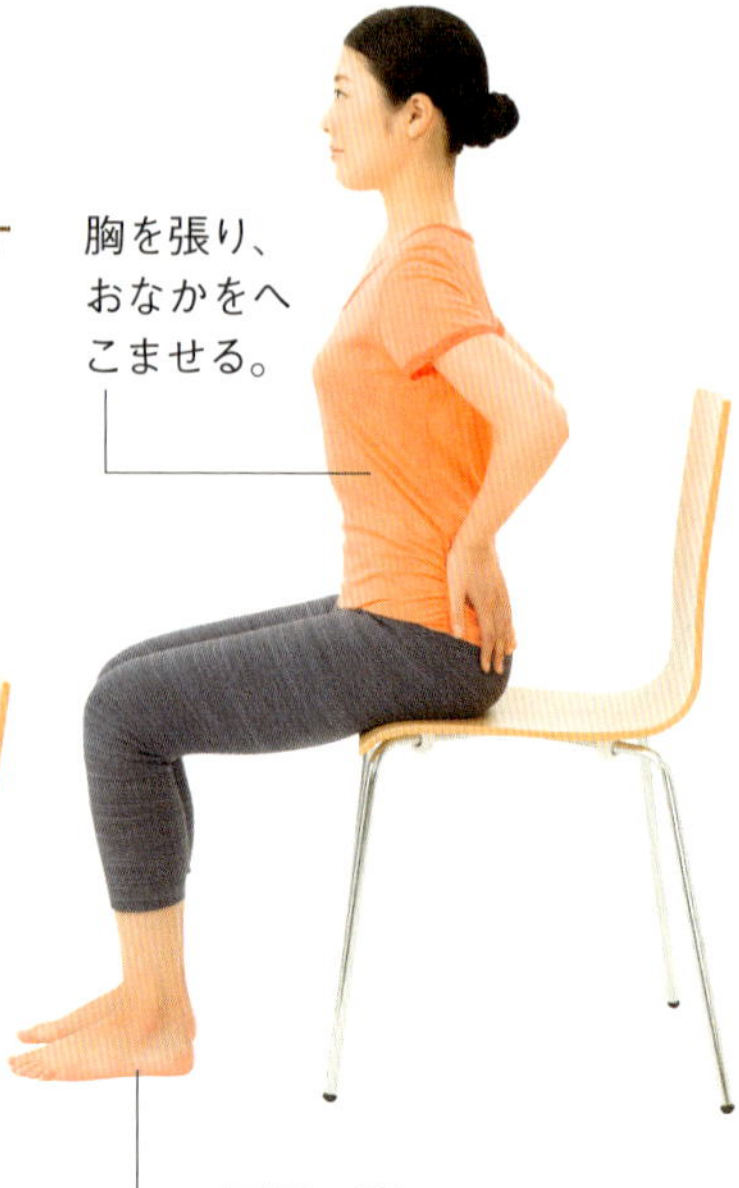

両足の間はこぶし
1個分。

2 脚の付け根（股関節）から上半身を斜めに倒す

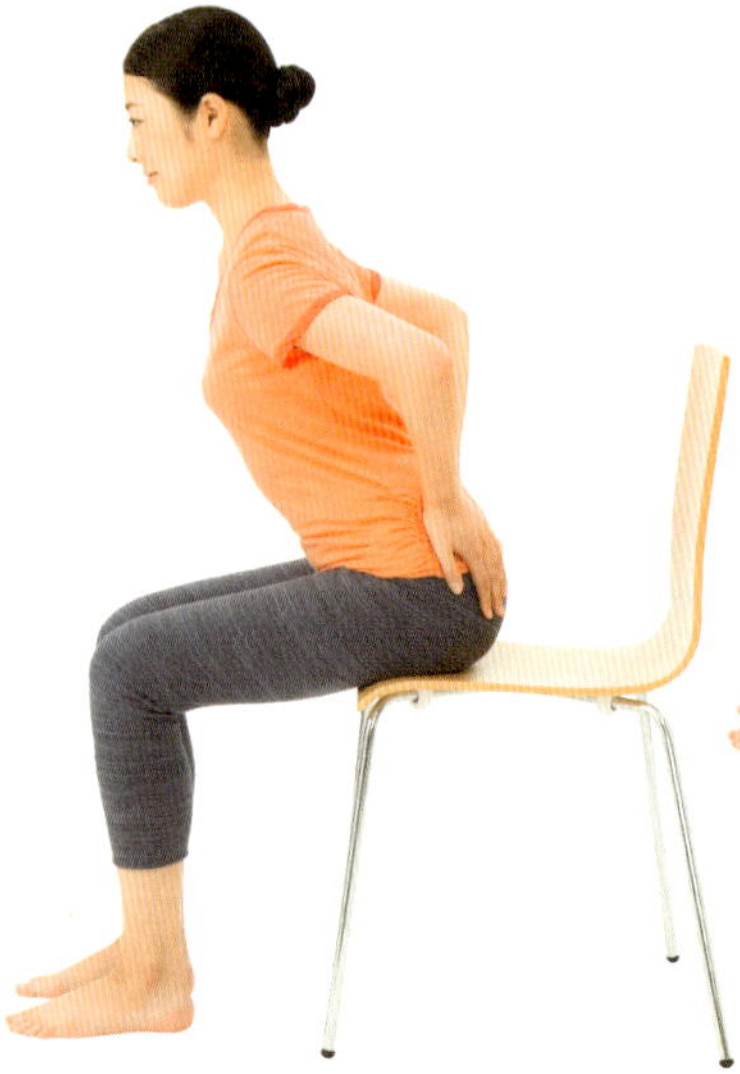

※ここまでは P.100 〜 101 の
「座る①」の 1 〜 2 と同じ。

3 みぞおちから上をひねり、向いたほうの下半身に体重をかける

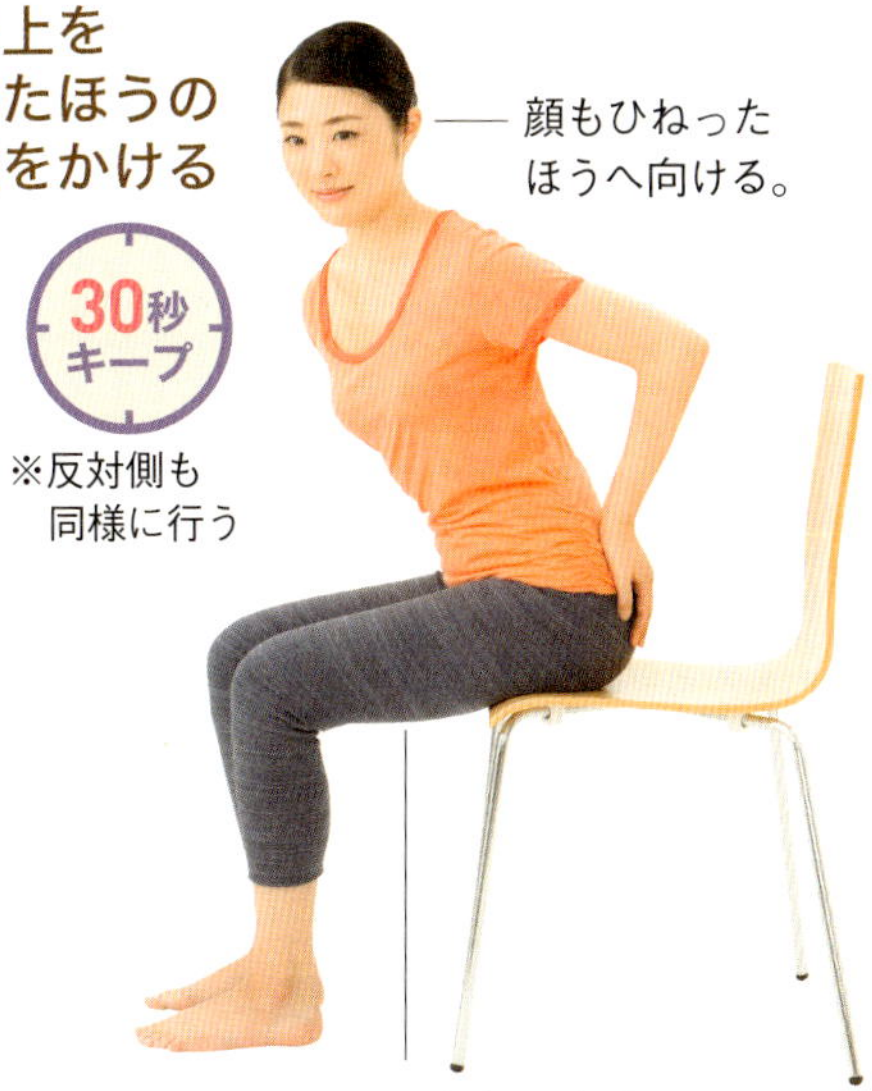

※反対側も同様に行う

顔もひねったほうへ向ける。

この場合、左側の下半身に体重をのせる。

NG

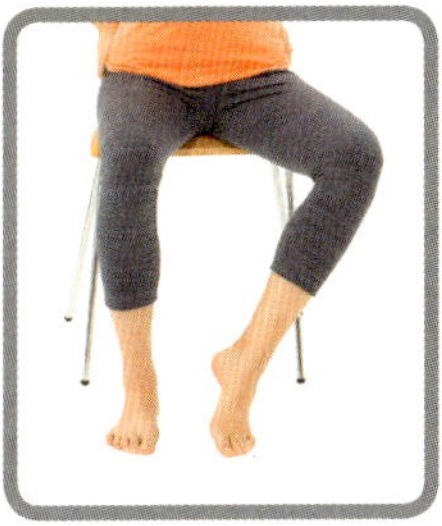

膝やつま先が外側に流れないように注意。

HARD

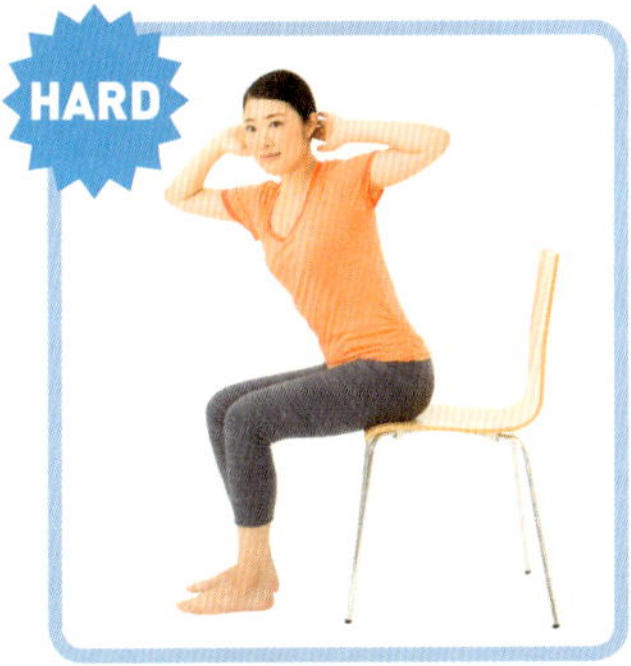

負荷をかけられる人は、手を頭の後ろに置きます。両肘を開き、その姿勢を30秒キープ。胸を張り、腰は軽く反ります。

EASY

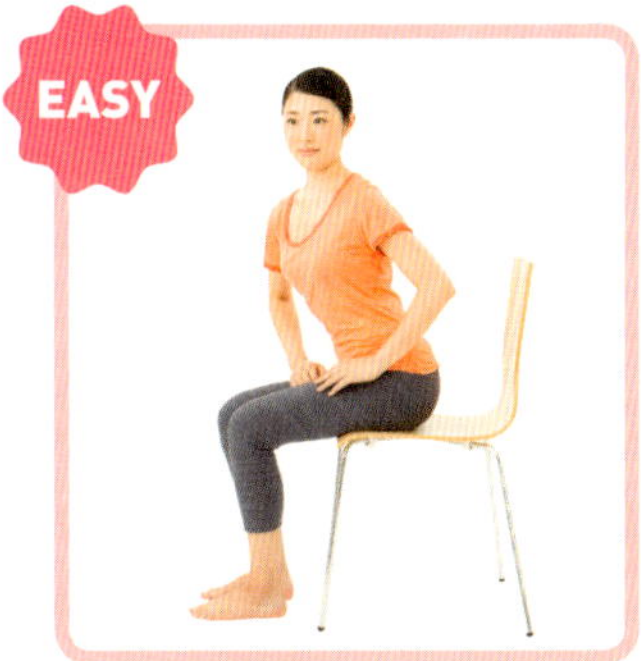

3の姿勢がつらい人は、腿の上に手を置いてサポートしてもOK。椅子に浅く座るのが難しい場合は、深く座って行いましょう。

STEP 6 膝立ち

体幹の力、股関節・膝関節による
上半身のコントロール力をアップさせる

1 膝立ちになり両手をおしりに置く

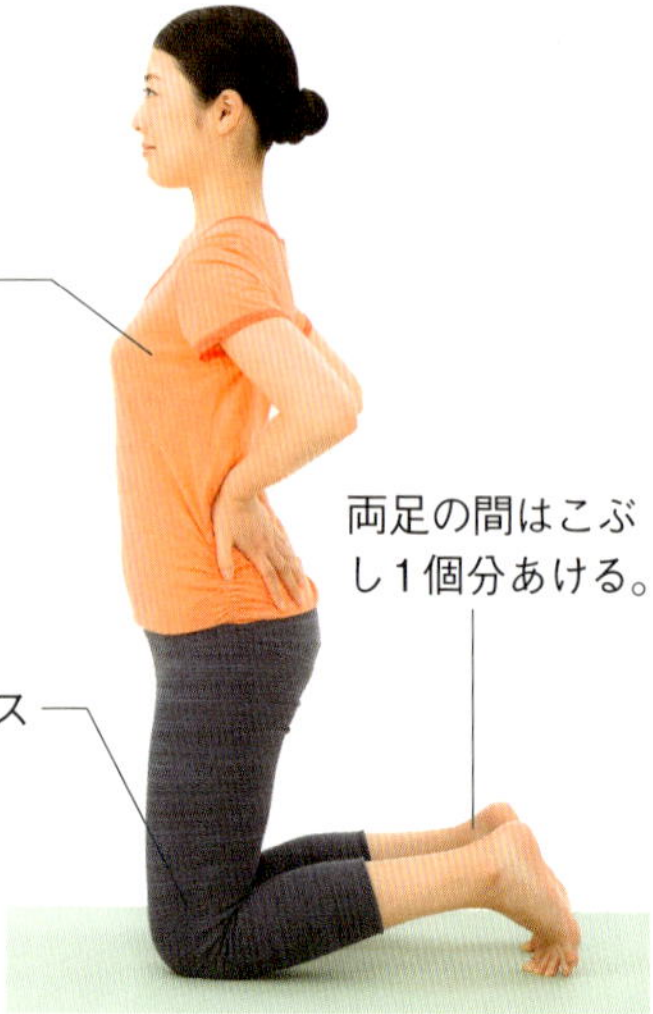

胸を張って背中が丸まらないように。

両足の間はこぶし1個分あける。

膝でバランスをとる。

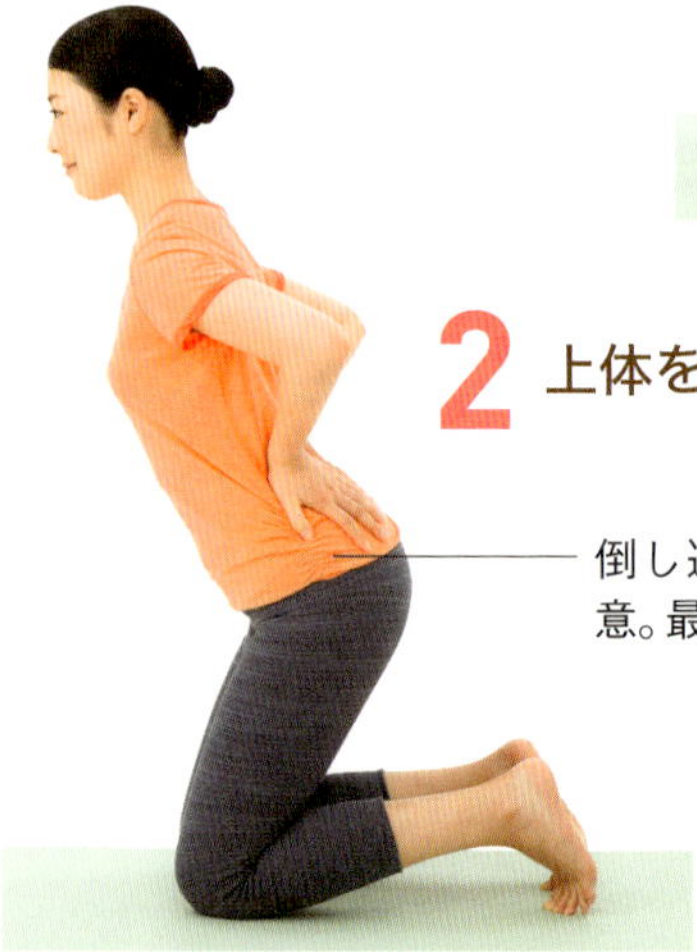

2 上体を斜めに倒す

倒し過ぎないように注意。最大でも45度ほど。

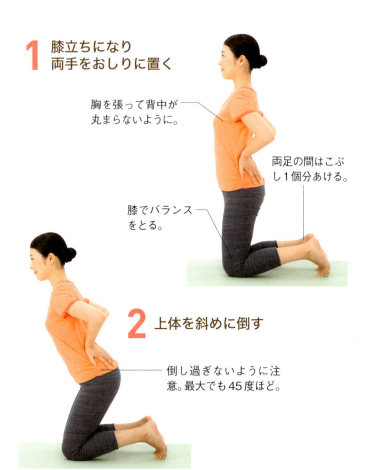

3 両手を頭の後ろに置き肘を開いて胸を張る

30秒キープ

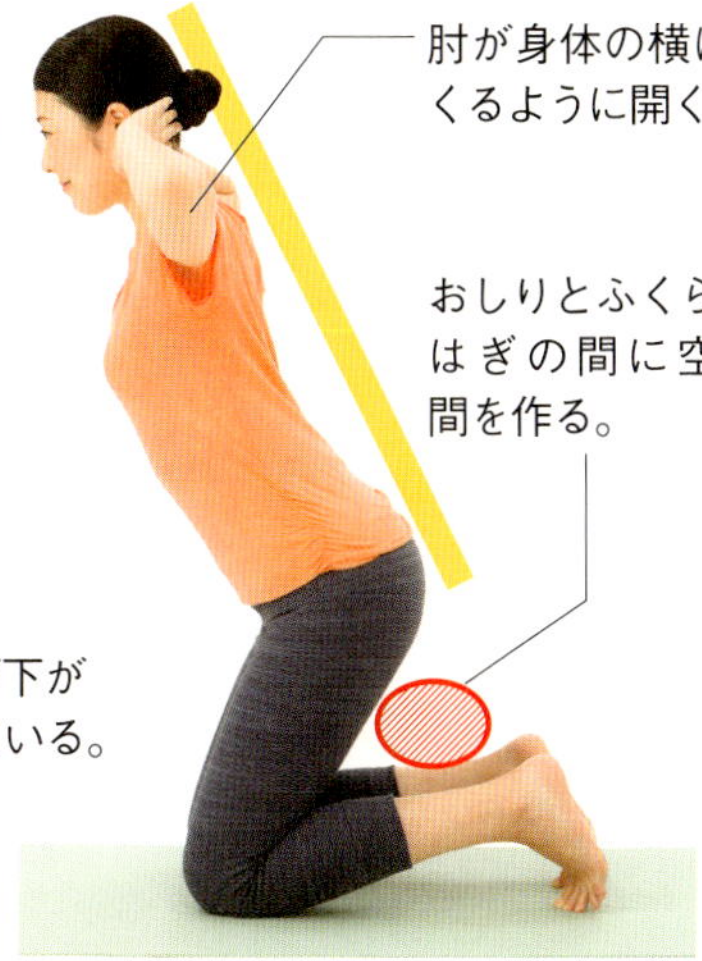

肘が身体の横にくるように開く。

おしりとふくらはぎの間に空間を作る。

NG

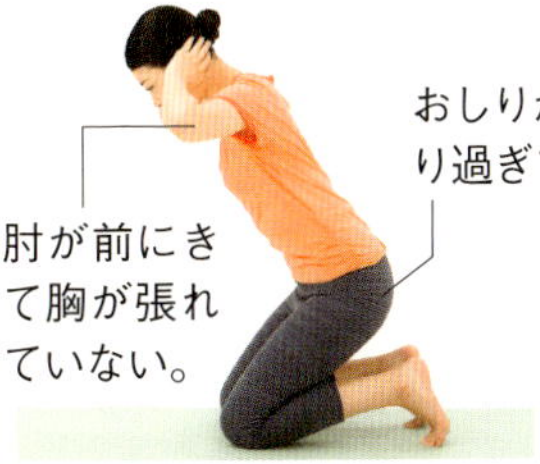

おしりが下がり過ぎている。

肘が前にきて胸が張れていない。

背中が丸くならないようにし、おしりとふくらはぎの間に隙間を作りましょう。

EASY

両手を頭の後ろに置くのがつらい人は、2の状態を30秒キープできるようにしましょう。

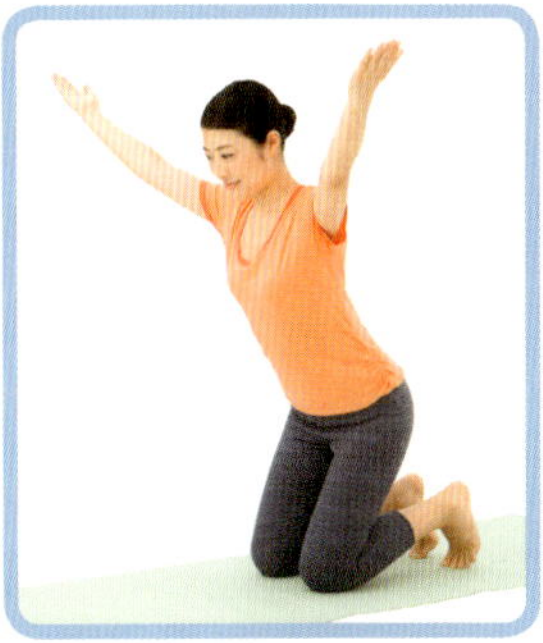

HARD

さらにおしりに負荷をかけるために、3の状態で肘を固定したまま腕を伸ばします。この姿勢を30秒キープ。

STEP 7 立つ

体幹の力と、股関節・膝関節・足関節による
上半身のコントロール力をアップさせる

1 両足の間をこぶし１個分とり、中腰姿勢を作る

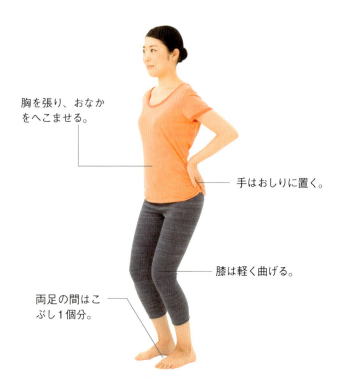

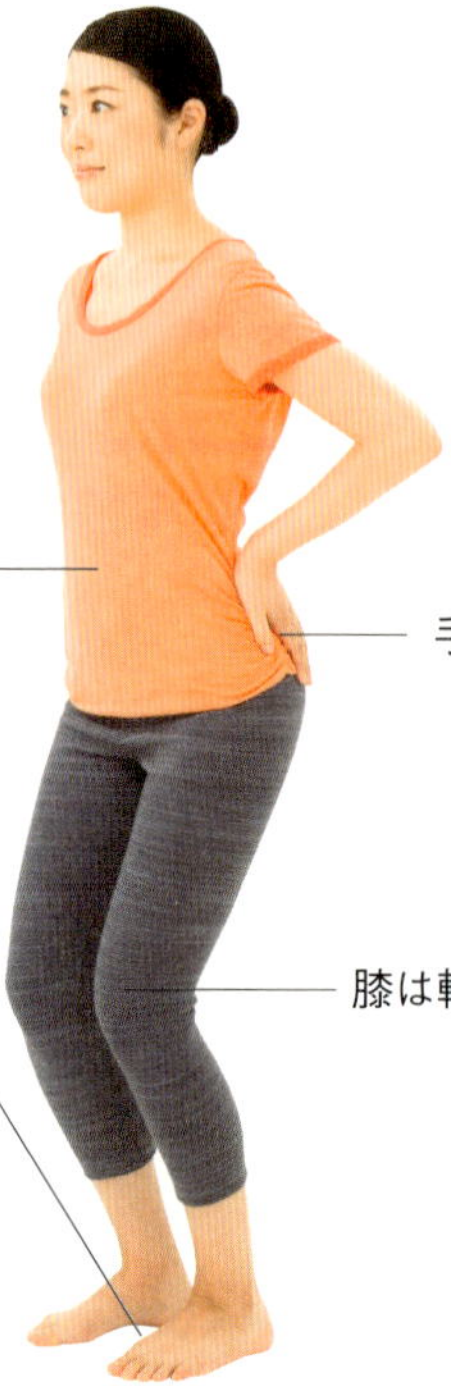
胸を張り、おなか
をへこませる。
手はおしりに置く。
膝は軽く曲げる。
両足の間はこ
ぶし１個分。

2 脚の付け根（股関節）から上半身を斜めに倒す

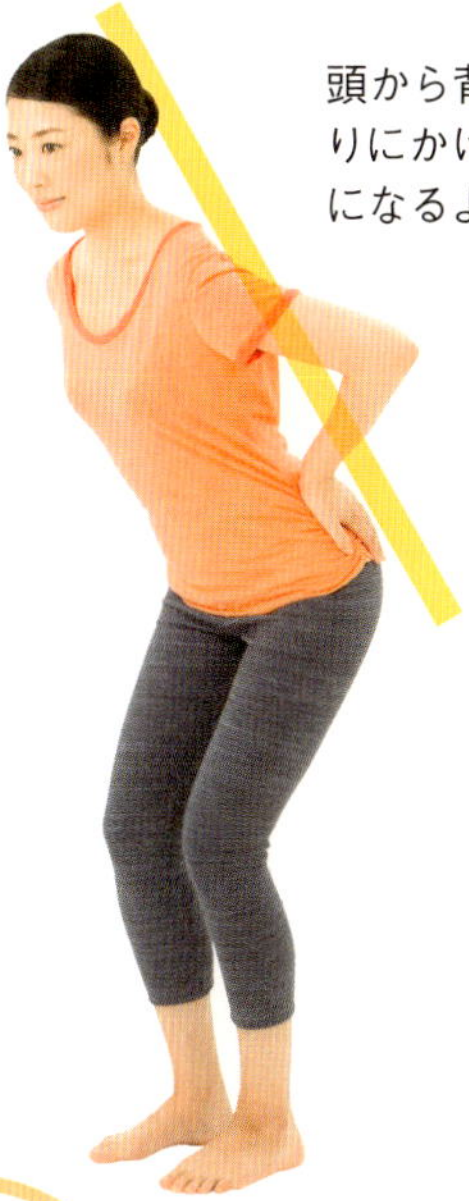

頭から背中、おしりにかけて一直線になるように。

3 両膝を開き、足裏の外側に体重をかける

30秒キープ

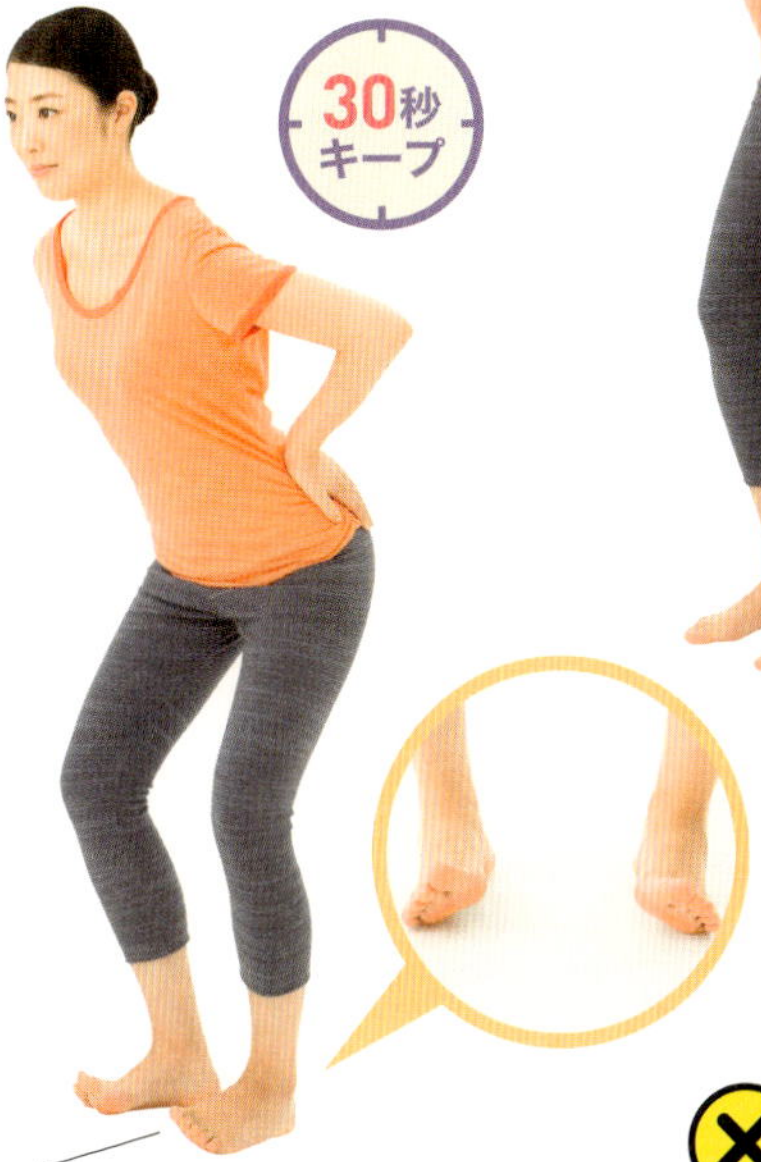

両足の間はこぶし1個分で平行のまま、足裏の外側（小指側）に体重をかけ指先を上げる。

✕ NG

膝が曲がり過ぎると脚に余計な力が入るので注意が必要。

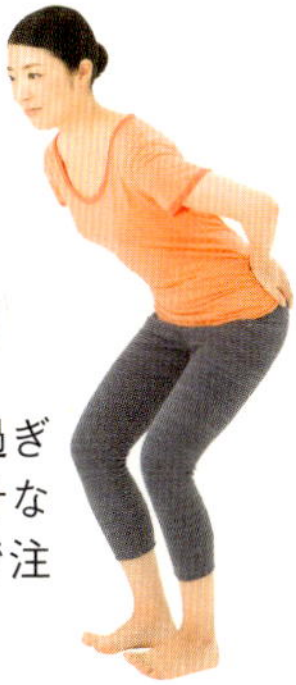

EASY

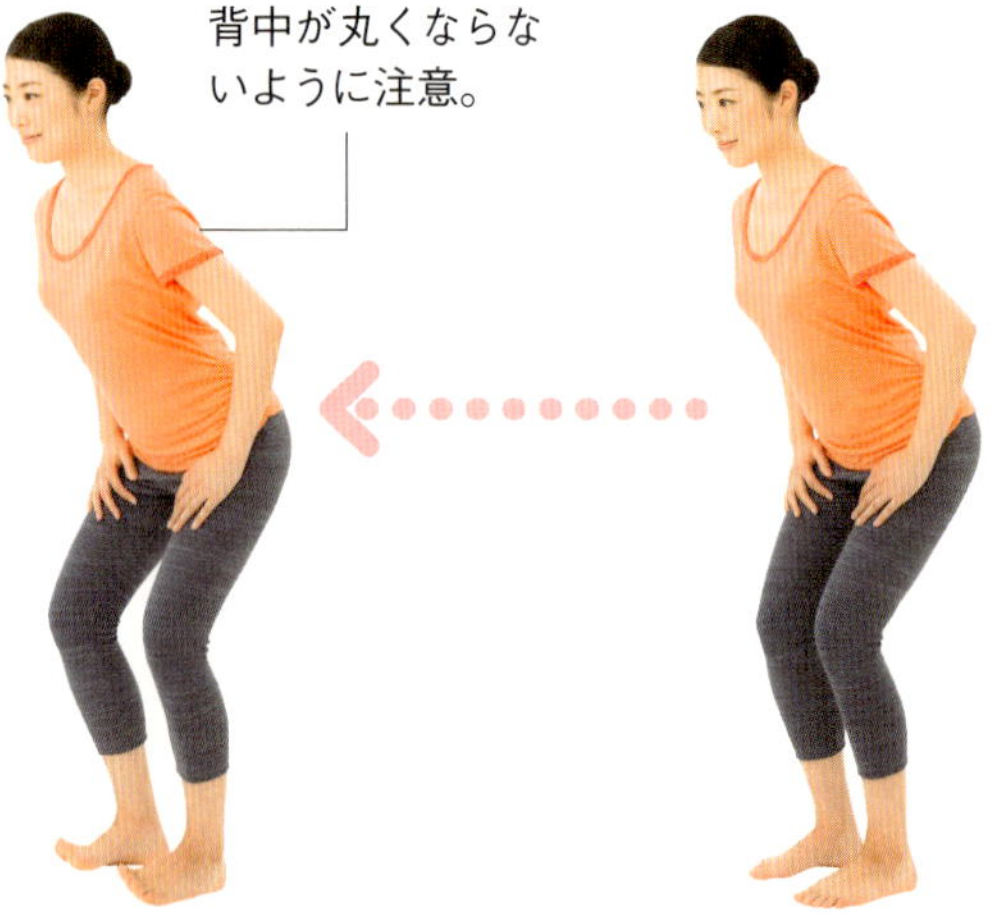
背中が丸くならないように注意。

おしりに手を置いて行うのが難しい場合は腿の上に手を置き、上半身を支え、膝の開きをサポートします。

HARD

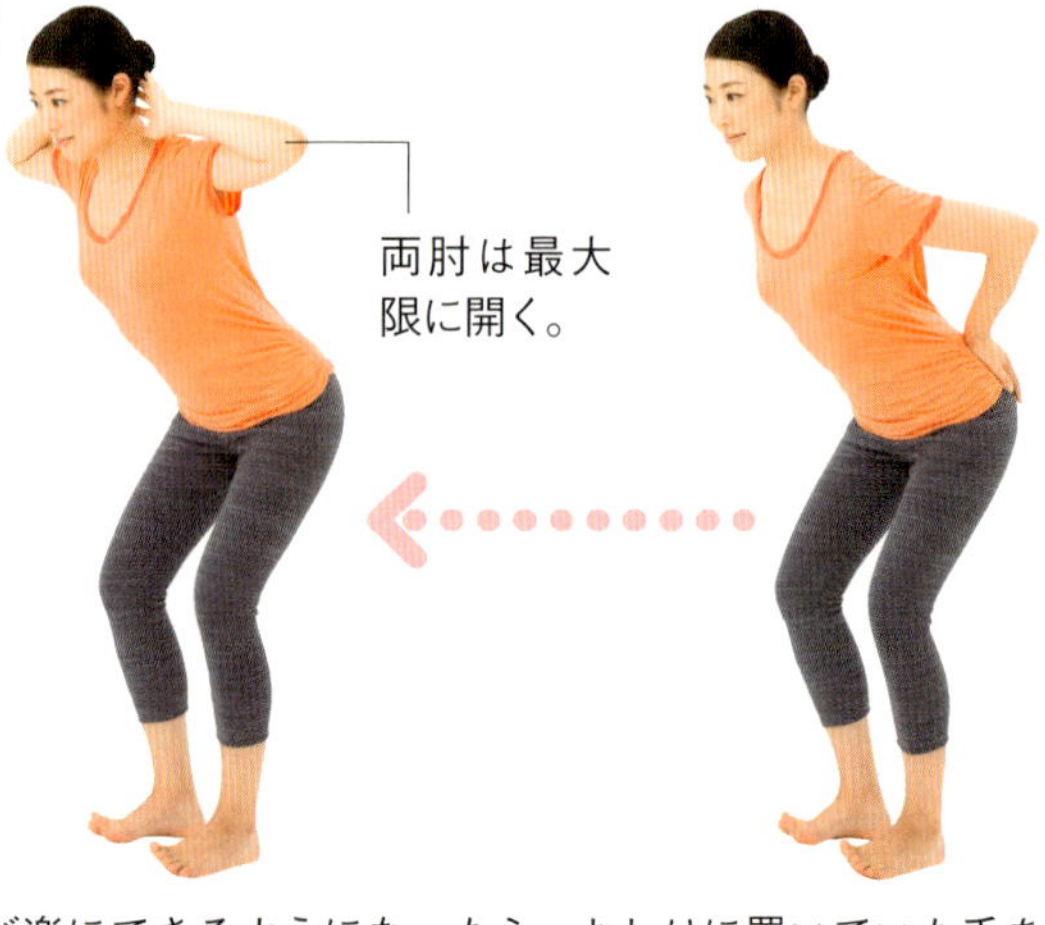
両肘は最大限に開く。

3 の姿勢が楽にできるようになったら、おしりに置いていた手を頭の後ろに置いて、両肘を最大限に開いてみましょう。

実践！　おしりエクササイズ

仕上げのおしりストレッチ

７つのベビーステップまで終わったら、仕上げのおしりストレッチを行いましょう。このストレッチで骨盤の位置と背骨のラインを整え、それと同時に使った筋肉をほぐします。

POINT

- エクササイズ後には**省略せずにきちんと行いましょう。**
- このストレッチではおしりが使えているかよりも、**きちんと身体を伸ばせているか**が重要。

仕上げのおしりストレッチ ①

腿の後ろとふくらはぎの筋肉を伸ばす

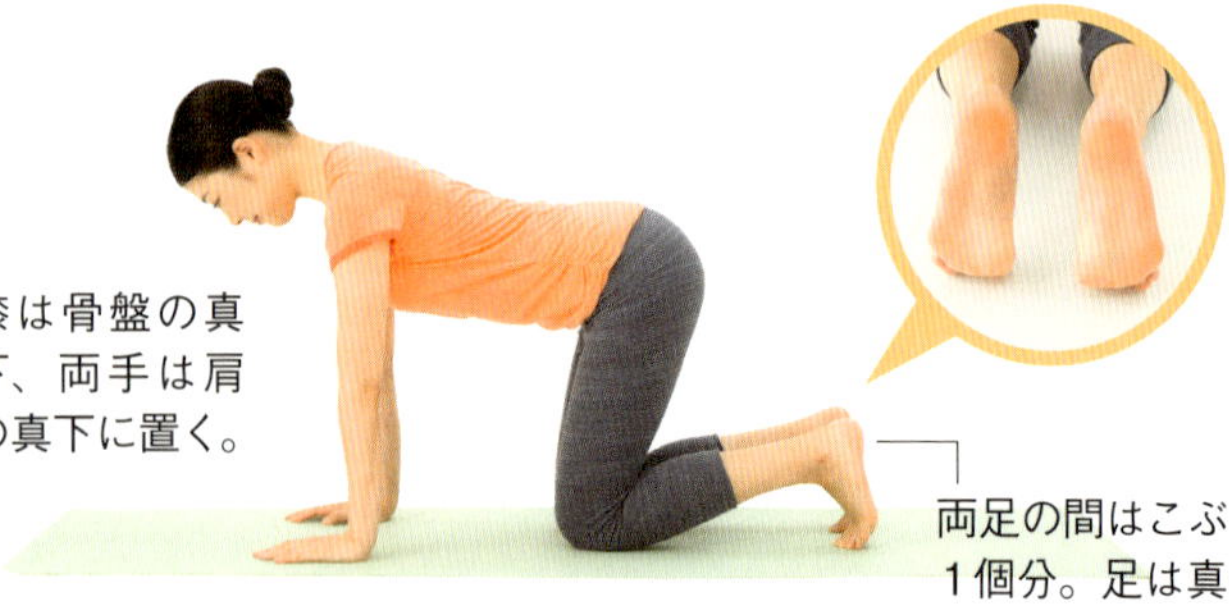

膝は骨盤の真下、両手は肩の真下に置く。

両足の間はこぶし1個分。足は真っ直ぐ平行に。

30秒キープ

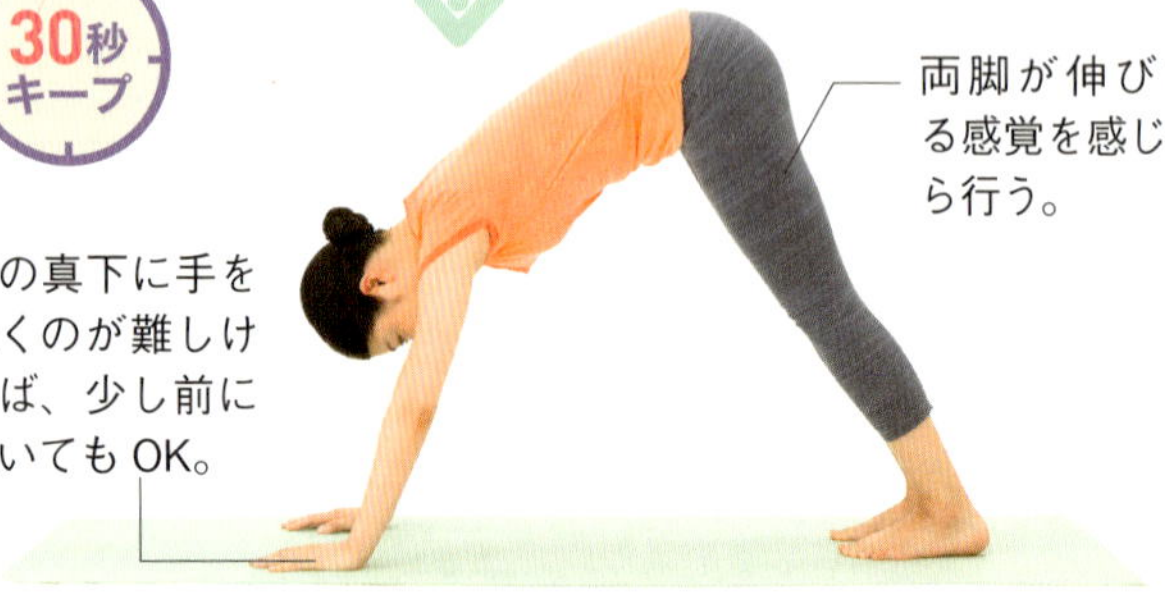

両脚が伸びている感覚を感じながら行う。

肩の真下に手を置くのが難しければ、少し前に置いてもOK。

骨盤の左右差を整える

1. よつばい姿勢になる。
2. おしりを持ち上げながら、膝を伸ばす。
3. 脚の後ろ全体が伸びたらそのまま30秒キープ。

仕上げのおしりストレッチ ②

上半身の側面の筋肉を伸ばし
背骨のラインを整える

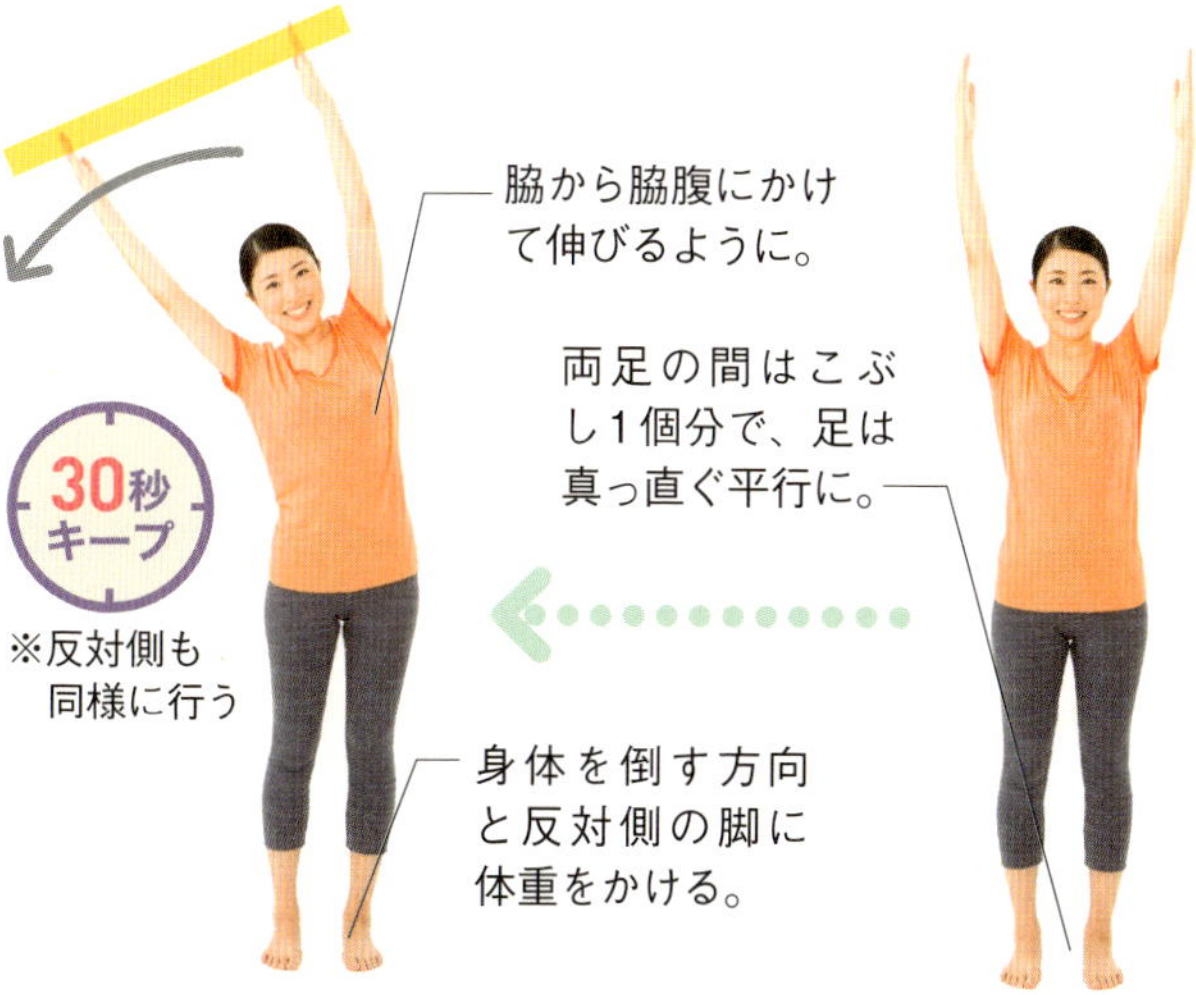
脇から脇腹にかけて伸びるように。
両足の間はこぶし1個分で、足は真っ直ぐ平行に。
30秒キープ
※反対側も同様に行う
身体を倒す方向と反対側の脚に体重をかける。

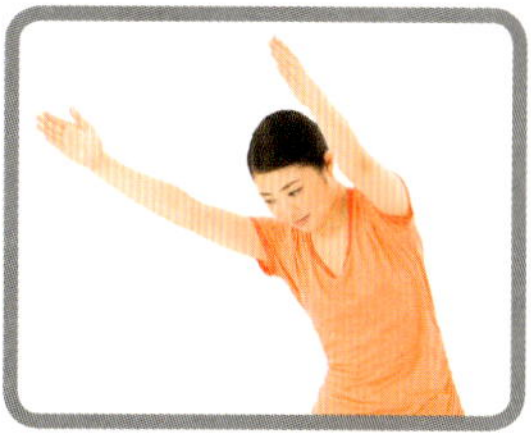
NG

身体がねじれないように注意。

骨盤を正しい位置に戻す

1. 立った姿勢で両腕を上に真っ直ぐ伸ばす。
2. 体重を左足にのせたとき、上半身は右側に少し倒す。
3. 脇から脇腹が伸びたらそのまま30秒キープ。

きちんと「おしり」を鍛えるために

おしりのエクササイズを行ううえで陥《おちい》りがちなのが、「おしりではなくほかの筋肉に負荷をかけてしまう」ことです。そうするとエクササイズの効果が発揮されないため、エクササイズに慣れないうちは、おしりがきちんと使われているかチェックする必要があります。下にチェックポイントをまとめていますので、参考にしてみてください。

おしりを使えているかチェック！

- エクササイズ中におしりがかたくなっているか。
- 太腿などの、おしり以外の筋肉に力が入っていないか。
- 同じ姿勢を無理なくキープできるか。
- エクササイズ中におしりの疲労感またはおしりを使っている実感があるか。
- おしりが筋肉痛になったか。
- おしりの片方だけが筋肉痛になっていないか（左右差が出ていないか）。
- おしり以外の筋肉が筋肉痛になっていないか。

日常生活でも、おしりに力を入れたときにかたくなっているか、締めている感じがあるかなど、おしりのチェックができます。おしりの筋肉をどのくらい使えているのか意識することが、正しくおしりを使うはじめの一歩となります。

おしりエクササイズは道具いらずで「どこでもできる」

私のおしりエクササイズは自分の体重を使った「自重エクササイズ」が基本です。この自重エクササイズの効果に気づく前は、さまざまなマシーンや身体に負荷を与えるツールを活用していました。なぜなら、以前はフィットネスクラブのプログラムディレクターという仕事をしていたために、世界各国のトレーニングマシーンを扱うチャンスがいくらでもあったからです。

その中でもおしりに効果のありそうなマシーンを導入してお客様にトレーニング指導をしたのですが、結果として、それほどおしりの筋肉が発達しませんでした。その代わり、おしり以外の太腿やふくらはぎの筋肉の発達が著しかったことを覚えています。

その頃はまだ、おしりの筋肉が抗重力筋であることや、骨盤の傾きがおしりの発達に関連していることを知らず、私の知識が不足していたことが思うようにおしりを鍛えられなかった原因のひとつでもあるのですが、エクササイズで活用していたツールのほとんどが抗重力筋よりも推進筋を発達させる特性があることにも気がついていませんでした。そうしてさまざまな経験をした結果、**「自分の体重を使ったエクササイズが最もおしりの筋肉を発達させられる」**ということに気づいたのです。

このときはまさに目からウロコ。おしりを進化させる重要なポイントがこんなに身近にあったとは！　本当に驚きました。今までのエクササイズは何だったのだろうとすら思いました。このときから、基本的におしりのエクササイズはすべて自重負荷で行っています。

おしりは自重負荷だけで十分発達します。**自重でできるということは「どこでもできる」ということ。**フィットネスクラブやスタジオなどに頼らなくても、自分で自分のおしりを変えることができるのです。

目的別・タイプ別おしり強化メニュー

腰痛や膝痛などおしりを鍛えたい理由によって、またおしりのタイプによって、重点的に鍛えるべき筋肉は異なります。そこで、目的別・タイプ別に活用していただけるエクササイズのメニューを作成しました。基本の「7つのベビーステップ」を行いつつ、それぞれの目的やタイプに合わせてそのエクササイズを重点的に行うことで、よりご自分に合ったおしりトレーニングをすることができます。

目的別メニューについては、私がさまざまな方のレッスンをするなかで特にご要望があり、リピーターが多かったエクササイズを、タイプ別メニューは、おしりの4タイプに合わせて重点的に行っていただきたいエクササイズを選びました。ご自分のニーズに合ったエクササイズメニューをぜひ活用してみてください。

［ 目的別メニュー① 腰痛を解消したい ］

メニュー

▶**おしりストレッチ①**
おしりの筋肉にスイッチを入れる
➡ P.82

▶**おしりストレッチ②**
脚を開きやすくする
➡ P.84

▶**仕上げのおしりストレッチ②**
背骨のラインを整える
➡ P.111

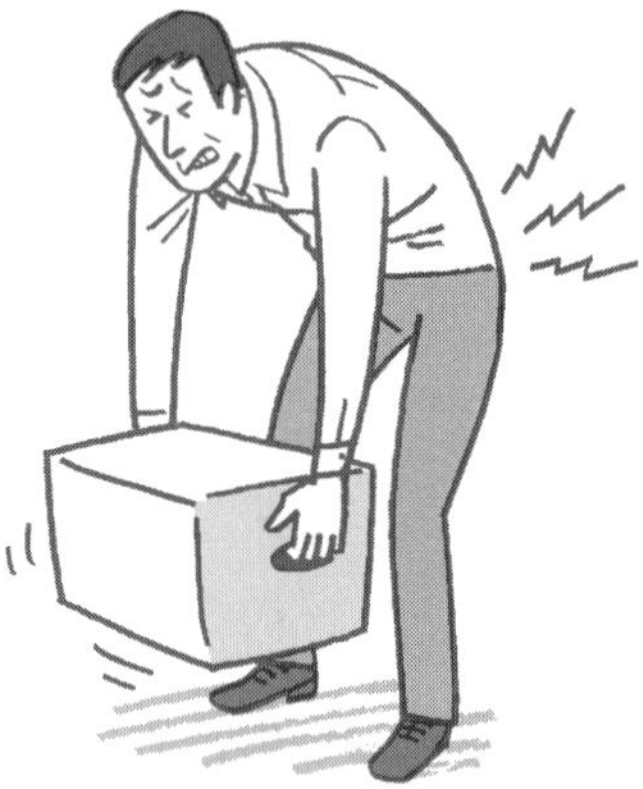

●柔軟性を高めて腰痛解消

腰痛の予防、改善にまず必要なことは、身体の外側にある推進筋の柔軟性をアップさせることです。特に腿の内側の筋肉や腿の後ろからふくらはぎの筋肉、上半身の側面などの柔軟性を高めましょう。

これらの筋肉が柔軟になると、おしりの筋肉を含めた抗重力筋の発達がスムーズになり、背骨が安定するため、長時間立ったり歩いたりするときに、腰の負担が軽減されます。また、このメニューは猫背の改善にも有効です。

［ 目的別メニュー② 膝痛を解消したい ］

メニュー

▶7つのベビーステップ②
横向き➡ P.94

▶7つのベビーステップ⑦
立つ➡ P.106

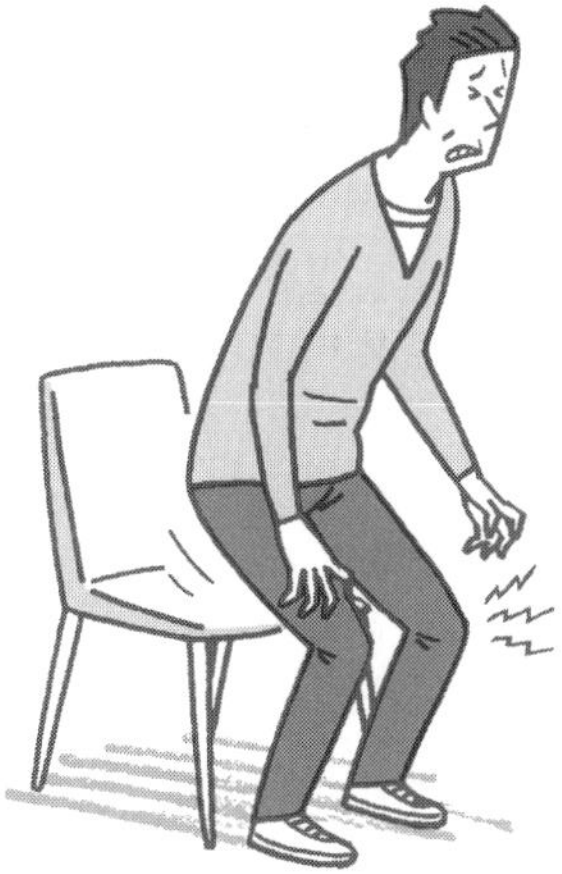

●衝撃を吸収して膝痛をなくす

膝痛の改善、予防に必要なのは、おしりの大殿筋と中殿筋の後部の筋力です。膝痛は、歩行時に足を着地したり体重移動したりする際の衝撃が主な原因となりますが、大殿筋は着地時の衝撃を吸収して和らげ、中殿筋後部の筋肉は体重移動のときに膝関節を正しい位置に保ち、安定させる役割を持っています。これらの筋肉を意識してエクササイズすることで、膝痛解消に大きく貢献できるだけでなく、自然とO脚も改善されていきます。

[目的別メニュー③　転倒を防ぎたい]

メニュー

▶腸腰筋エクササイズ①
腸骨筋編➡ **P.86**

▶腸腰筋エクササイズ②
大腰筋編➡ **P.88**

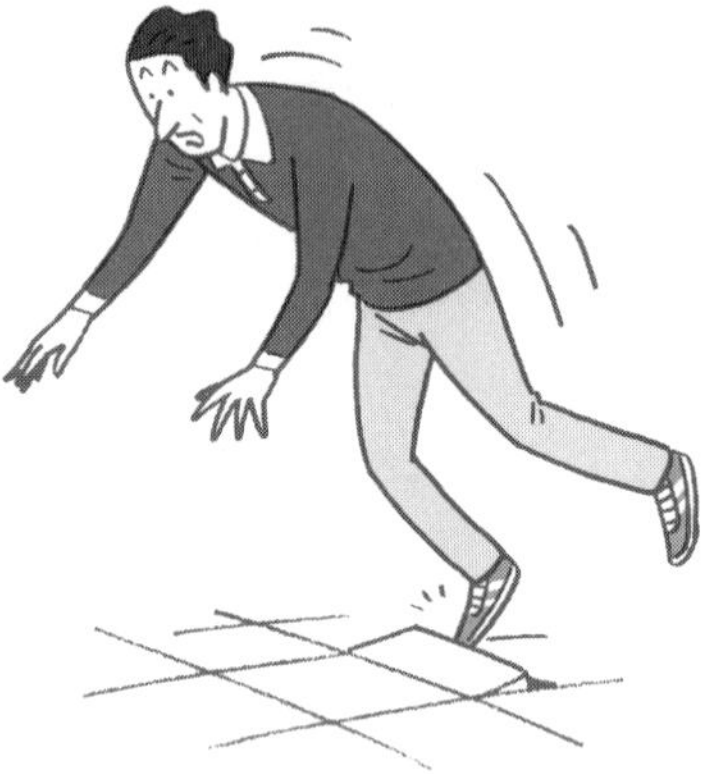

●腸腰筋が強い人は転ばない

転倒しやすい方は、脚を上げる力が低下している傾向があります。そのため、転倒防止に必要なのは、しっかりと脚を持ち上げる力であり、その源になるのは身体の前側にある腸腰筋です。

腸腰筋が強い人ほど、ちょっとしたものにつまずいても、すぐに脚を持ち上げて、すばやく前方に踏み出すことができるので、転ばずに済みます。

ケガや骨折によって寝たきりにならないためにも、腸腰筋を意識して鍛えましょう。

[目的別メニュー④　ヒップアップしたい]

メニュー

▶ 7つのベビーステップ⑥
膝立ち➡ P.104

▶ 7つのベビーステップ⑦
立つ➡ P.106

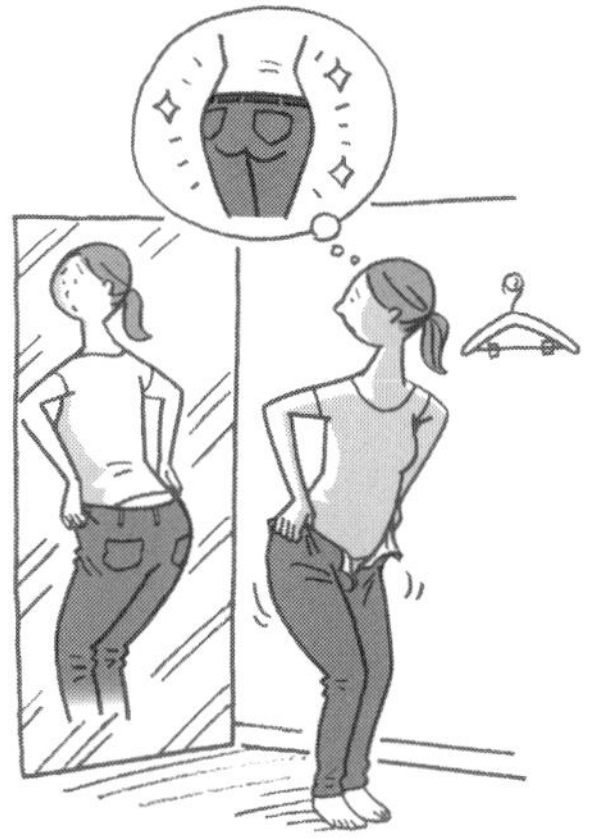

●大殿筋と腸腰筋でヒップアップ

ヒップアップのためには、骨盤の前傾と大殿筋の強化が欠かせません。そのため、骨盤を前傾させる腸腰筋を使いつつ、大殿筋も同時に使うエクササイズを行う必要があります。

また大殿筋は抗重力筋のため、おしりを突き出すようにして、筋肉を伸ばしながら鍛えたほうが発達しやすいのです。

そのような姿勢のエクササイズを重点的に行えば、ヒップアップの夢がどんどん近づいてくること間違いなしです。

[目的別メニュー⑤　尿漏れをなくしたい]

メニュー

▶ **7つのベビーステップ①**
あおむけ➡ **P.92**

▶ **7つのベビーステップ③**
うつぶせ➡ **P.96**

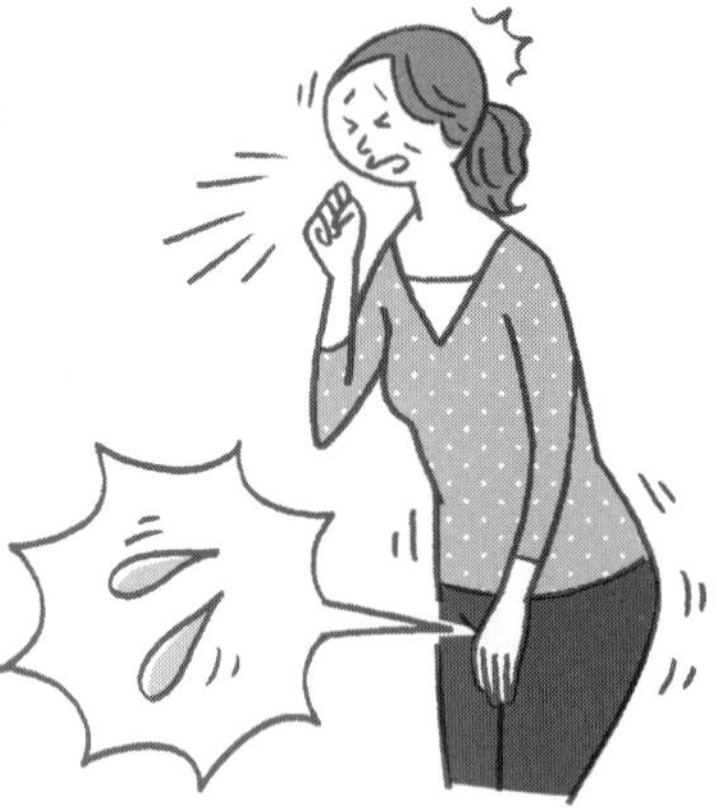

●インナーユニットで尿漏れ予防

尿漏れ予防に欠かせないのは、インナーユニットという4つの体幹の筋肉です。骨盤の中にある骨盤底筋群《こつばんていきんぐん》、その筋肉に連動している腹横筋、横隔膜、多裂筋《たれつきん》、そしてそれらの筋肉と連動しているおしりの大殿筋を意識して鍛えましょう。

そうすることで、ものを持ち上げたり、踏ん張ったりする際の尿漏れを予防することができます。エクササイズ中は呼吸はしたまま、オシッコを止める意識をしながら、おしりの筋肉を使ってください。

[タイプ別メニュー]

おしりのタイプが違えば、重点的に強化すべき部分も異なります。自分のタイプに必要なエクササイズをぜひ、意識して行ってください。

● あひるタイプ ●

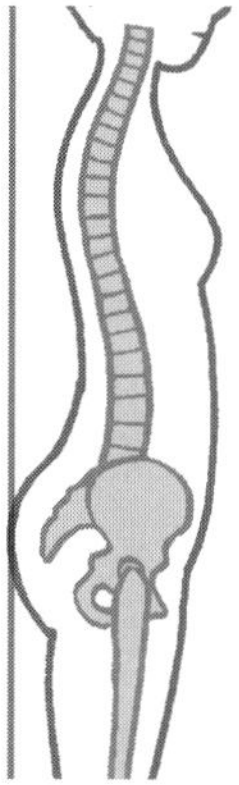

メニュー

▶**おしりストレッチ②**
脚を開きやすくする➡ **P.84**

▶**7つのベビーステップ②**
横向き➡ **P.94**

あひるタイプは、特徴である内股で立つ姿勢を改善するために、脚を広げる股関節の柔軟性アップと、おしりが横に広がるのを防ぐおしりの側面の中殿筋の強化が必要です。

● 洋梨タイプ ●

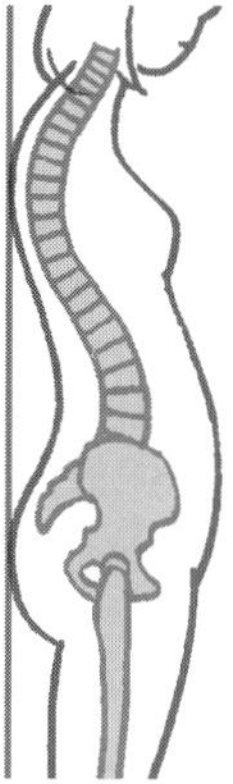

メニュー

▶**おしりストレッチ③**
胸を張りやすくする➡ **P.84**

▶**7つのベビーステップ⑥**
膝立ち➡ **P.104**

洋梨タイプに必要なのは、特徴である猫背を解消するための、背中上部の柔軟性アップと深層の背筋強化、そして大殿筋の強化です。

● 扁平タイプ ●

メニュー

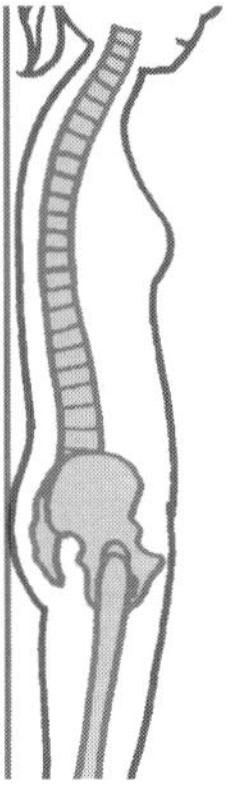

▶**7つのベビーステップ④**
よつばい➡ **P.98**

▶**7つのベビーステップ⑤**
座る➡ **P.100**

扁平タイプは、特徴である曲線が少ない背骨ラインを改善するために、後傾した骨盤を前傾させる腸腰筋と背骨のＳ字カーブラインを作る深層背筋群の強化をします。

● なだれタイプ ●

メニュー

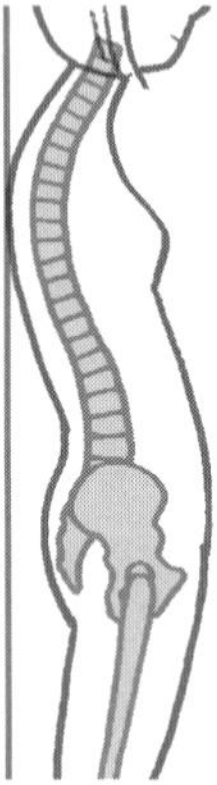

▶**おしりストレッチ①**
おしりの筋肉にスイッチを入れる
➡ **P.82**

▶**おしりストレッチ③**
胸を張りやすくする➡ **P.84**

▶**腸腰筋エクササイズ①**
腸骨筋編➡ **P.86**

なだれタイプの特徴はまったく丸みのないおしり。原因である骨盤の後傾と前方移動を改善するために、股関節の深層筋である梨状筋《りじょうきん》の柔軟性向上と骨盤前傾を作る腸腰筋の強化を行いましょう。

第3章

おしりで
人生が変わる！

ふたたび山登りやスキーができるようになった80代の女性

おしりを鍛えることは、歩行をサポートするだけでなく、その方の**ライフスタイルをサポートする効果**があります。

今から2年ほど前、私のもとへ、若い頃から山登りやスキーを楽しまれている80代の女性がいらっしゃいました（第1章でご紹介した女性とは別の方です）。長年山登りやスキーを存分に楽しんでいたのですが、あるとき右膝が痛くなり、精力的な活動が一切できなくなってしまいました。

病院に行ったところ、医師から「加齢により膝関節に負担がかかっているので、もうそろそろ山登りやスキーはやめて、軽いウォーキングをするくらいにしてください」と言われたそうです。

最初は痛みもあったので医師の言葉に従って安静にしていたのですが、膝の痛みが和らぐにつれて、また山登りやスキーを続けたいという強い思いが湧いてきたそうです。けれど、また膝が痛くなるかもしれないという不安もありました。そこで、筋肉を鍛えることでなんとか膝への負担をカバーできないか、という思いから、私のもとに来られたというわけなのです。

はじめてお会いしたとき、80代とは思えない姿勢の良さが印象的でした。しかし、下半身の筋肉をチェックしてみると、動くときに活用される推進筋は発達していたのですが、膝関節を保護して安定させるための抗重力筋が弱く、柔軟性も低下していました。

そして最も重要な抗重力筋であるおしりの筋肉については、左右の筋力差が明確にありました。痛いのは右の膝だったのですが、弱くなっていたのは左のおしりの筋肉でした。通常だと、右のおしりの筋力が低下することで右膝の痛みにつながることが多いのですが、その女性の場合は、左のおしりの筋力が弱いために、長年のスキーや山登りなどによって右の脚に負担がかかり右膝に痛みが現れていたようです。

そこで、まずは膝に負担をかけていた脚の付け根の筋肉や太腿の外側の筋肉、そしてふくらはぎの筋肉を緩めることから始めました。これらは推進筋ですが、これらの筋肉の柔軟性をアップさせると、膝の関節を守るおしりの筋肉を中心とした抗重力筋の発達を促すことができるのです。そして、推進筋を緩めたあとは、弱い左のおしりの抗重力筋を集中的にトレーニングしました。

3か月程度で、おしりの筋力の左右差が縮まり、長時間歩行しても膝の痛みに悩まされることがほとんどなくなり、その女性も大変喜んでくださいました。一度は医師から年齢を考えてアクティブな運動を控えるように促されたものの、しっかりと歩けるようになったことがきっかけでまた昔の自信を取り戻し、おしりのトレーニングをする前よりもアクティブライフに対する思いが強くなられたようでした。

その方の目標は、もう一度、山登りやスキーを楽しむことでした。**それからさらに3か月トレーニングを続けたことで夢が実現し、ふたたびスキーにチャレンジすることができました。**そして今では、月に一度は以前の仲間と山登りを楽しみ、国内だけでなく海外の山にも挑戦されています。

実際このようなアクティブな80代の方は少ないかもしれませんが、「何歳になっても好きなところに自由に行ける」ということは、健康寿命を延ばすために絶対に欠かせない条件です。「自分の力でいくらでも歩ける」というだけで、その方の気持ちやライフスタイルをアクティブなものに変えることができるのです。

いつまでも自由に人生を楽しむためには、「おしりの筋肉を鍛え続けること」が非常に大切です。足腰を強くしたいからといって、ただやみくもに脚を鍛えるということでは「一生歩ける」ことにはつながっていきません。おしりを中心とした抗重力筋を強化し、推進筋の柔軟性を高めてあげることが大切なのです。それを日々、実践することで**「自分の力でいくらでも歩ける」「一生歩ける」**ようになっていくのです。

転倒が健康寿命を一気に縮める

年齢を重ねるごとに、転倒やケガが健康寿命を縮める大きな原因となります。ちょっとした段差や不安定な場所でバランスを崩して転倒し、ケガをすることで、一時的な入院をすることになったり、日常生活動作の制限を余儀なくされるからです。

入院などで行動を制限して動かずにいると、日々の生活を送るなかでかかる体重負荷や重力負荷から身体が一時的に解放される「免荷《めんか》」（環境の変化により、身体にかかる負荷が低下すること）という状態になります。この「免荷」が、ケガそのものよりも深刻な事態をもたらす場合があります。

第1章でお話しした宇宙飛行士の話を思い出してください。彼らは地上に帰還した直後は二足立位と二足歩行がほとんどできません。宇宙という無重力環境にいたことで、重力や圧力、筋肉の伸び具合などを感知し脳に情報を送る機械受容器という感覚センサーのスイッチがオフになり、それと同時にその機械受容器と密接に関係している、抗重力筋のスイッチもオフになってしまうからです。

先ほどの「免荷状態」も宇宙飛行士の状況と同様です。無重力とまではいかなくても、骨折などのケガをして完治するまで安静にしていると、その姿勢や環境が原因で、通常身体にかかる体重負荷や重力負荷が減少します。それにより、機械受容器や抗重力筋の機能低下を引き起こしてしまうのです。**免荷によって機能が衰えてしまうと、ケガが完治してからもとの活動能力に戻すまでに少なくとも3か月はかかります。**

機械受容器や抗重力筋の低下は、ケガをした直後から始まります。つまりケガが完治するまでの期間が長いほど、より機能低下の度合いが深刻になるということです。だからできるだけ「転ばない」体力を身につけること、そして転びそうになっても、身体をもとの位置に戻せる力、「立ち直り反応」を向上させることが大切なのです。

この能力については第1章の「歩行に欠かせないおしりの3つの役割」でもご説明していますが、立ち直り反応はひと言で言えば、「身体を垂直方向に維持する力」です。あるいはもっと簡単に「バランス力」と言ったほうがわかりやすいかもしれません。

この立ち直り反応には、「体幹の立ち直り反応」と「股関節による体幹の立ち直り反応」、そして「足関節と股関節による体幹および全身の立ち直り反応」の3つがあります。この3つの能力が低下すると転びやすくなったり、転んだときに、より大きなケガをしやすくなります。逆に言えば、この3つの能力が高い人ほど転びにくく、たとえ転んだとしても大きなケガをしないのです。いわゆる「転び方が上手」な人になれるということです。本書の「7つのベビーステップ」はこの立ち直り反応を向上させる役割を果たしてくれるので、ぜひ実践してみましょう。

おしりを鍛えている人は転ばない、ケガしない

おしりを鍛えれば間違いなく転びにくくなり、転んだとしても「転び方」をコントロールできるため、ケガをすることが確実に少ないと思います。

これは先ほどの「立ち直り反応」におしりの筋肉が深く関わっているためです。たとえば、椅子に座っている人が椅子から転げ落ちないのは当たり前のことのようですが、これも立ち直り反応のおかげなのです。また、ずっと立ち続けたり、さまざまな動作をしていても転ばないのは、おしりと足関節の抗重力筋に立ち直り反応がはたらいているからです。

おしりの筋力の低下は、身体の姿勢保持や重心移動などのバランスをコントロールし

ている立ち直り反応の機能低下を引き起こす大きな原因となります。つまり、「転びやすい身体」になってしまうということです。それほどおしりの筋力は重要であり、「転ぶ」ということに関しては、おしりの筋力なしではコントロールできません。

「転ばないように脚の筋力を鍛えましょう」というフレーズは耳にタコができるくらい聞いたことがあるのではないでしょうか。しかし私は、まずは人間の筋肉の中で最も強く、抗重力筋の中心でもあるおしりの筋力を低下させないこと、そしてさらなる向上を目指すことが、「転ばない身体作り」の基本だと考えています。

足腰を鍛えるなら、まずは腰（おしり）から。これからは漠然と脚の筋肉を鍛えるのではなく、まずはおしりの筋肉を意識して鍛えてみましょう。そして、つまずきやすさやバランス能力の低下を自覚したら、それはおしりの筋力低下が原因であることを思い出してください。

抗重力筋の衰えが腰痛の引き金になる

抗重力筋が弱くなることは腰痛になる大きな原因のひとつです。第1章で、人間の身体には推進筋と言われる推進力を生み出すための筋肉と抗重力筋と言われる各関節を安定させ、身体を垂直方向に維持し、バランスをコントロールする筋肉のふたつがあるとお話ししました。その中でも背骨やおなかの周り、そしておしりなど、**骨盤周りの抗重力筋が弱くなると腰痛になりやすくなります。**

その理由は抗重力筋の機能と関係しています。前述した通り、関節を安定させ、立ち直り反応をコントロールすることで、バランス力の高い姿勢を維持することが抗重力筋の役目です。骨盤周りの抗重力筋が低下すると、単にその部分の筋力が低下するだけでなく、その筋肉と関係する複数の関節が不安定になり、バランス力も低下します。そのため、嫌でも関節や筋肉に負担のかかる姿勢になってしまうのです。

特に背骨を安定させている小さな抗重力筋群は姿勢の影響を受けやすく、日常の姿勢が原因で機能が低下することも多々あります。姿勢が悪いまま直さずにいると、低下した背骨周りの抗重力筋の筋力やそれに関与している機械受容器の機能を回復させることができません。一度腰痛になり、回復して痛みがなくなったのにまた腰痛になってしまうのは、そういった理由があるのです。

それらの機能を回復させるには、背骨周りの抗重力筋を鍛え直すこと、そして姿勢に影響する骨盤周りの抗重力筋、特におしりの筋肉を強化することが重要なのです。

おしりが発達すると腰痛を予防できる

おしりの筋肉を鍛えることは腰痛の予防にも効果的です。まず、**おしりの筋肉が発達**

すると姿勢が良くなります。なぜならこれまでもお話ししたように、**おしりの筋肉は人間の身体の中心にある骨盤をしっかりと安定させるはたらきがある**からです。特におしりの筋肉は骨盤と背骨をつなぐ「仙腸関節《せんちょう》」および骨盤と大腿骨をつなぐ「股関節」を圧迫することで安定させ、正しい姿勢を作り出してくれます。

この仙腸関節や股関節を圧迫し安定させる力のことを「閉鎖力」と言います。おしりの筋肉はこの閉鎖力が強く、股関節や仙腸関節をしっかりと骨盤につなげることで、二足で立ったり歩いたりすることを可能にしてくれているのです。

おしりの筋肉が弱くなると、骨盤や仙腸関節、股関節の安定性が損なわれ、身体全体が不安定になってしまいます。不安定な姿勢になると、座っていても立っていても背骨に負担がかかります。背骨の中でも特に胸椎《きょうつい》や腰椎《ようつい》に負担がかかり、それが腰痛へとつながっていくのです。ですから、おしりの筋肉を鍛えることで腰に負担の少ない正しい姿勢を保つことが重要で、それが腰痛を予防することにつながっていくのです。

もうひとつ、**おしりの筋肉は体重の負荷や地面からの衝撃をしっかりと吸収する役目**

があります。この吸収力が高いほど、腰椎にかかる負担を軽減することが可能です。しかしおしりの筋肉が弱くなると、この吸収力も同時に低下していくため、腰椎への負担が増加します。その負担が持続すると腰椎部分だけでコントロールできる能力の限界を超え、腰痛へとつながっていきます。

おしりの筋力の低下が始まっても、すぐに自覚症状は表れません。そのため、どこも悪くないと思っていたのに、ある日突然、腰の違和感や痛みが発生したように感じ、腰痛とおしりの筋肉が弱くなっていることのつながりをイメージできないのです。

腹筋を鍛えても腰痛になるのはなぜ？

腰痛に悩む方にトレーニング指導をする前におしりのチェックをすると、9割以上の方に、「おしりの筋肉が標準よりも弱くなっている」「姿勢が悪くおしりの筋肉がうまく使えていない」「生活環境や運動習慣の影響でおしりの筋力に明らかな左右差がある」など、おしりの弱化を確認することができます。また、おしりのチェックを受けてはじめて、おしりの筋肉のはたらきやおしりと姿勢の関係を理解される方がほとんどです。

特に最近多いのが、**若い頃から激しい運動を難なくこなせていたのに、急に腰痛になる方々です。**この方々の腰痛の特徴は、運動しているときはそれほど痛みを感じないけれど、日常生活の中で痛みや違和感を覚えるようになり、長く立っていられない、長く歩けないという症状を持つ方が多いということです。

そのような方は、痛みがあるために病院で検査を受けられるのですが、検査をしても特に腰部の骨や組織に異常がなく、「激しい運動を控えて腹筋をしっかりやってください」とアドバイスを受けることが多いようです。そこでご本人も医師の指示通り、激しい運動を控えて通常の腹筋を繰り返すのですが、状況に変化が見られません。

これらの方々は、長年運動を続けてきたおかげで、運動をしていない方よりも見た目ははるかに筋肉質で、身体の外側の筋肉は発達しています。けれど一方では、おしりをはじめとする体幹の抗重力筋に関してはかなり低下している方が多いのです。

そのため、おしりの筋肉と身体を支える体幹の抗重力筋のトレーニングをしっかりとしていただきます。すると3か月ほどで明確な変化を自覚できるようになり、さらに続けていくことによって、普段の生活動作や運動中でも腰に違和感が出なくなり、また以前のようにハードな運動をするまでに復活されます。

ここでお話ししているのはおしりに関する腰痛の例であり、すべての腰痛がおしりの弱化が原因ということではありません。しかし、おしりの筋肉が弱くなったことで腰痛になる方や腰痛予備軍になっている方がいることは紛れもない事実なのです。

腰痛が気になる方は、ぜひおしりの筋肉を鍛えて腰への負担を軽減し、腰痛の予防・改善に努めてみてください。

膝関節は「壊れやすい構造」になっている

腰痛とともに年配の方の悩みとして挙げられるのが膝の痛みです。膝の関節はなぜ痛みやすいのか。まずはそこから簡単に説明したいと思います。

膝の関節は大腿骨《だいたいこつ》、脛骨《けいこつ》、腓骨《ひこつ》、膝蓋骨《しつがいこつ》の4つで構成されています。膝関節は、屈《くっ》曲《きょく》・伸展《しんてん》と言われる「曲げる」「伸ばす」というふたつの動きをメインとし、膝が曲がっているときのみ回旋《かいせん》と言われる「ひねり」の動きが可能な関節です。

膝関節は上に股関節、下に足関節があり、その真ん中に挟まれた位置にあります。これらの股関節、膝関節、足関節の動きを比べてみると、股関節と足関節はいろんな方向に動かせる可動性の高い関節で、膝関節は曲げ伸ばしがメインの可動性の低い関節です。

そのため、股関節や足関節を取り囲む筋肉が弱くなったり、柔軟性がなくなったりする

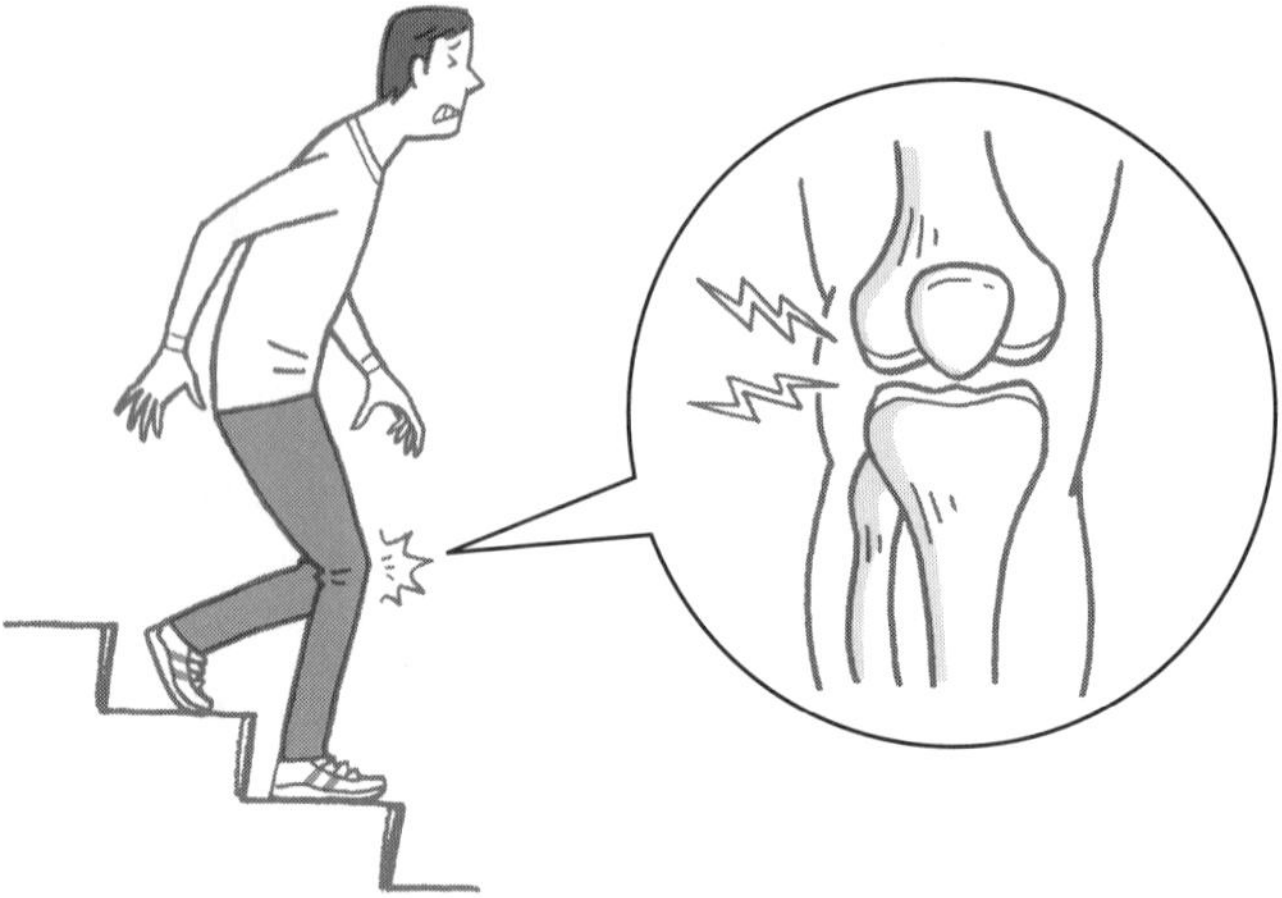

と、膝関節はその影響をダイレクトに受けてしまう構造になっています。

股関節にあるおしりの筋肉に問題があると、立っているときに膝の関節が不自然に内側や外側を向いたり、日常生活や運動中に膝の曲げ伸ばし動作（しゃがんだり、立ったりの繰り返し動作）をする際、膝と膝が近づいたりあるいは離れたりといった不安定な動きが出てくるようになります。

このような動きは膝の本来の動きではなく、膝関節は構造上それに対応することができません。そのため膝関節を構成している各靭帯《じんたい》や半月板に痛みや損傷が発生しやすくなり、症状が進行すると骨が変形する「変形性膝関節症」にまで発展してしまいます。

膝関節は股関節だけでなく足関節とも密接につながっています。たとえばふくらはぎの筋肉がかたくなると足裏のアーチが低くなったり、高くなり過ぎたりします。そして、足関節の動きが低下することで、膝にも負担がかかるようになります。

このように、膝は上下の関節の影響を受ける**「壊れやすい関節」**なのです。

膝の痛みをなくすために膝周りの筋肉を意識してトレーニングをされる方が多いのですが、膝関節だけに問題があるとき以外、効果は皆無です。なぜなら、膝を悪くしている原因は膝にあるのではなく、膝の上下にあってさまざまな動きをする股関節や足関節にあることがほとんどだからです。

特に一番大きな関節である股関節の状態が膝に大きな影響を与えます。そのため、**股関節をコントロールしているおしりの筋肉が弱くなると、膝の関節がマイナスの影響を**

受けてしまうのです。

おしりの筋力を強化することは、腰痛だけでなく膝関節の障害予防にも大きく貢献します。それほどおしりの筋肉と膝関節の関係は深いのです。おしりの筋肉がしっかりと機能している人ほど膝関節の故障が起こりにくくなります。股関節が正しく機能していると、膝関節も正しく機能するからです。

身体の中心を強化して関節の故障を防ぐ

人間の身体は末端（足先や手先）が軽いほうが動きやすい構造に作られています。そのため、手足の先端が重くなると、運動効率が下がるだけでなく、各関節にかかる負担も大きくなるのです。

ここで言う「先端が重くなる」というのは筋肉の付き方のことで、身体の中心部分の筋肉よりも身体の末端部分の筋肉のほうが発達しているということです。これは下半身でいうと、身体の中心部分にあるおしりの筋肉よりもふくらはぎの筋肉が発達している状態です。

たとえば足の先端に3kgのおもりを付けて前後にスイングする場合と、何も付けないときとでは、どちらのほうが楽にスイングできるか、またはどちらのほうが筋肉や関節に負担を与えずにスイングできるかをイメージしてみてください。もちろん何も付けず、先端が軽いほうが運動も楽で、関節への負担も少ないことがわかると思います。つまり、**下半身については身体の中心部分にあるおしりの筋肉を強化し、末端部分は鍛え過ぎないほうがいいのです。**

また、身体の構造を見ても、末端より中心部分にボリュームが必要なことがわかります。下半身の関節の大きさを比べてみてください。足関節、膝関節、股関節と、上へ行くほど大きくなっていると思います。関節は筋肉を収める器のようなもので、一番大きな関節には一番大きな筋肉が付く構造になっています。ですから、股関節にあるおしりの筋肉をしっかりと発達させることが、理想的な身体の作り方であり、膝の関節を含めたほかの関節の負担を軽減することにつながるのです。

世界のトップの短距離選手、特に100mの選手の下半身を見ると、おしりの筋肉が非常に発達しており、末端部分のふくらはぎの筋肉はとても細くなっています。これには骨盤の前傾が大きく関わっており、骨盤の前傾によって末端の筋群よりも中枢、つまり股関節の周りの筋群が発達しやすくなっているためだと考えられます。一方、日本のトップスプリンターはおしりの筋肉よりも、太腿や、ふくらはぎの末端部分の筋肉が発達しています。ここに世界との差があると私は感じています。

尿漏れも防ぐおしりの底力

私が実際に経験したちょっとおかしな話をご紹介しましょう。私はフィットネスクラブでおしりエクササイズを活用した「腰痛予防」のグループレッスンをしているのですが、あるとき参加者の女性から「先生のレッスンに出ると尿漏れがなくなるって評判になっているのよ」と話をされて、驚いたことがありました。

もちろん腰痛予防のためにいらしている方が多いとは思いますが、どうやら別名「尿漏れ予防レッスン」としてご婦人の方々には認知されているようです。たしかに、やけに女性の参加者が多いとは感じていたのですが、まさかこんな理由だったとは想像もつきませんでした。

特にみなさんに好評だったのが**「インナーユニット」**と言われる体幹筋群のトレーニ

ングです。これはおしりの周りの筋群を鍛えて骨盤を安定させ、腰痛を防ぐためのトレーニングですが、このトレーニングがはからずも尿漏れ予防にも効果を発揮していたのです。その結果、「おしりを鍛えて腰痛予防」のはずが、ひそかに**「おしりを鍛えて尿漏れ予防」**のレッスンとして女性の間で人気になっていたというわけです。

この話に出てきたインナーユニットとは、おなかにある4つの筋肉、横隔膜《おうかくまく》、腹横《ふくおう》筋《きん》、多裂筋《たれつきん》、骨盤底筋群《こつばんていきんぐん》の総称です（横隔膜は「膜」と書きますが筋肉のひとつです）。この4つの筋肉は互いにつながり、ひとつのボックスをおなかの中で形成しています。インナーユニットは骨盤帯（腰椎や股関節も含む骨盤周辺の骨の集まり）の安定性に不可欠な筋肉でもあります。

その中でも骨盤底筋群は尿漏れに非常に関連があり、恥骨尾骨筋《ちこつびこつきん》、腸骨尾骨筋《ちょうこつびこつきん》、恥骨《ちこつ》直腸筋《ちょくちょうきん》などの筋肉から成り立っています。これらの筋肉は骨盤の底をハンモックのように覆って、骨盤の中にある臓器を支えており、この筋群が弱まると骨盤内の臓器が下がっ

[インナーユニット]

●横隔膜・腹横筋

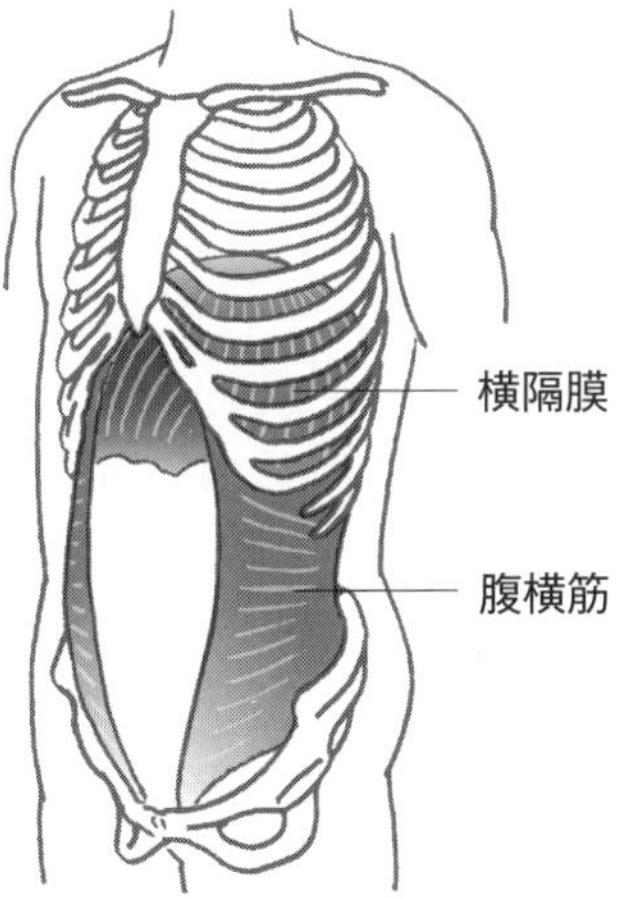

●多裂筋

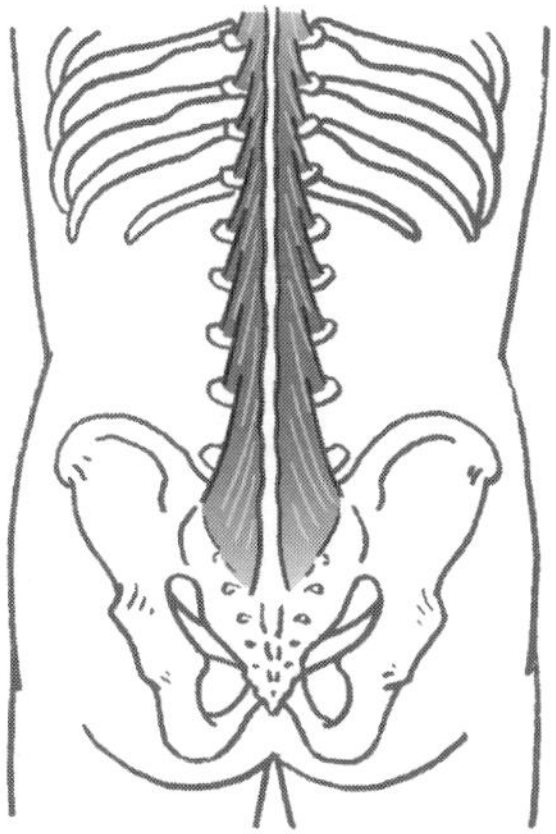

●骨盤底筋群

※上から見た図

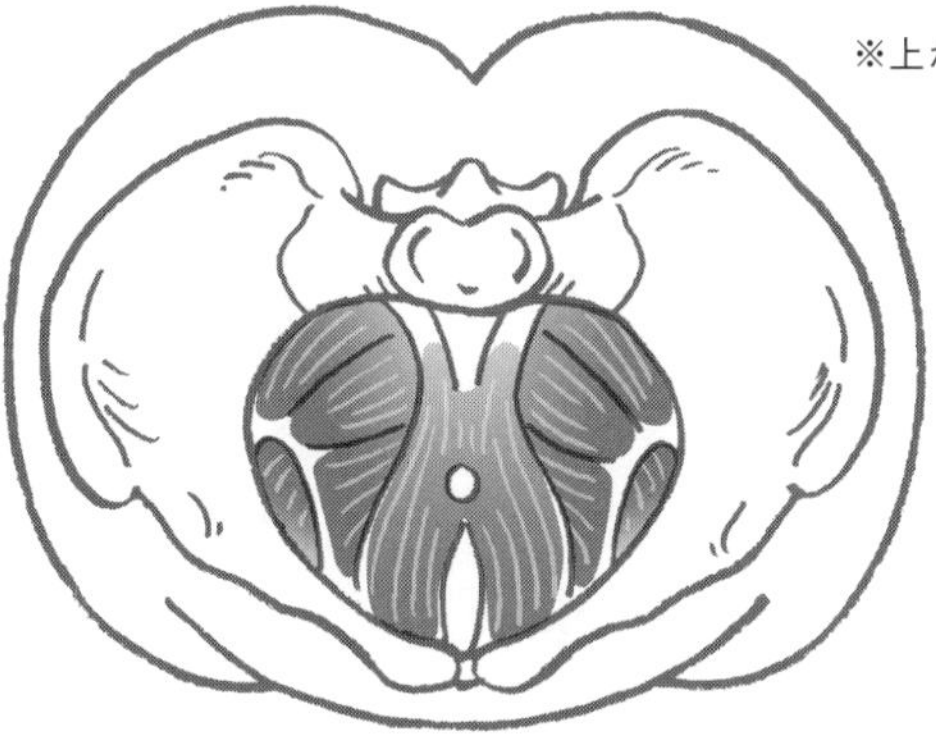

てしまい、それによって尿漏れが起こりやすくなります。
人間の尿道は男性が20㎝で女性が5㎝と、女性のほうが短く、尿道も真下に向かっています。さらに外尿道括約筋《がいにょうどうかつやくきん》（尿を止めたり、排出するための骨格筋）が男性よりも弱く、膀胱《ぼうこう》も下がりやすいという特徴があります。そのため尿漏れに悩む女性が多いのです。男性の場合は女性ほどではないのですが、同様に骨盤底筋群が弱くなると尿漏れが起こりやすくなります。

インナーユニット内の多裂筋は骨盤の後ろで大殿筋とつながっており、また腹横筋も背中の筋膜を介して大殿筋とつながっています。そのため、おしりのトレーニングをすると、これらのインナーユニットに対しても刺激を入れることができます。また、おしりの筋肉を安定して動かすためには骨盤の安定性が不可欠で、インナーユニットとおしりの筋肉は密接につながっているのです。そのために私のおしりエクササイズではインナーユニットのトレーニングを必ず取り入れています。

あくまで骨盤を安定させて腰痛を改善するためにインナーユニットを鍛えていたので、おしりのためのエクササイズが尿漏れ改善に影響を及ぼすとは私自身も想像していませんでした。しかし、結果的には骨盤底筋群を鍛えることが尿漏れ予防に貢献しているのです。

また反対に、**尿漏れがある方は、腰痛に悩んでいることが多い**とも言われています。インナーユニットが弱くなれば骨盤帯が不安定になるため、腰痛が起こりやすくなるのです。

尿漏れに悩む人が多いため、尿漏れ予防のエクササイズは世の中にたくさん存在します。それらのエクササイズに、ぜひおしりを鍛えるエクササイズも加えてみてください。きっと、もう尿漏れを心配することなく、いつでも安心して外出ができるようになるはずです。

骨盤＝土台が安定すると猫背も治る

普段の生活の中で、常に正しい姿勢を保ち続けるのは難しいでしょう。どうしてもそのときそのときの楽な姿勢を選んでしまうものです。

たとえば、パソコンを打っているときは、どちらかというと前屈みの姿勢で背中が丸くなりがちですし、スマートフォンなどを操作しているときは斜め下を向きっぱなしで背中が丸まった不自然な状態になります。このような姿勢は誰にでも思い当たるのではないでしょうか。そして、残念ですがこのような姿勢を続けていると、**間違いなく猫背になります。**

そもそも猫背がなぜいけないのかというと、まず背中の上部が丸くなることで頭の位置が前方に傾き、首や首の付け根の筋肉に負担がかかって肩こりや頭痛の原因になるためです。それがさらにひどくなると、慢性的な腕のしびれにつながり、背骨全体にも影響を与え、腰痛の原因にもなっていきます。

この猫背姿勢の改善にも、骨盤周りにあるおしりの筋肉のトレーニングが有効です。そもそも骨盤は身体の中心にあり、身体全体を支えています。そのため、骨盤が正しいポジションにあることは良い姿勢を保つための必須条件なのです。

骨盤は家で言えば土台にあたります。この土台が屋根にあたる上半身を支えています。土台が不安定な家は屋根も不安定になるものです。人の身体も同じで、**土台となる骨盤がどれくらい安定しているかで上半身への負担の度合いが変わってきます。**

特に上半身は、背骨が細かい骨に分かれているため、非常に不安定になりやすいのです。その背骨の安定に貢献しているのが骨盤周りの抗重力筋群、そして背骨自体に付いている小さな抗重力筋群です。これらの抗重力筋群は、骨盤と背骨の関節や靭帯にある機械受容器と連動して自動的にコントロールされ、背骨全体を垂直方向に安定させるはたらきを担っています。

しかし、スマートフォンやパソコンを使用しているときの不良姿勢は、抗重力筋ではなく関節の靭帯などに依存して身体を支えているため、抗重力筋のスイッチをオフにしてしまいます。また、機械受容器の感度を低下させるため、ますます正しい姿勢を維持できなくなるのです。

このような悪い姿勢になっているときは、骨盤が後ろに傾く後傾姿勢になっていることが多いものです。この状況を改善するためには、**後傾している骨盤をしっかりと起こす意識をすること、そして骨盤を支えるおしりの筋肉をはじめとした抗重力筋にスイッチが入るようにエクササイズを行うことがポイント**なのです。

実際にどのような筋肉が必要なのかというと、尿漏れのところでご紹介した**インナーユニット**という体幹の4つの筋群（横隔膜、腹横筋、多裂筋、骨盤底筋群）と、骨盤の側面や後面をコントロールしているおしりの筋肉です。特に「大殿筋」は「多裂筋」と同様に仙腸関節を安定させ、骨盤と背骨全体を支えています。

両者の違いは、多裂筋は身体の深層の部分で背骨を細かくコントロールしながら、背骨を垂直方向に支える力を発揮し、大殿筋は背骨の根本部分から背骨全体をしっかりと垂直方向に支える力を発揮しているのです。

もうひとつ、骨盤前面をコントロールしている「腸腰筋」も重要です。特にその一部である「腸骨筋」は骨盤を後傾ポジションから前傾ポジション、つまり正しい骨盤の位置に導く力があります。また腸骨筋が強いほど、骨盤の前傾が強まり、それにより骨盤後面の大殿筋の筋力も向上します。そして、大殿筋が強くなると多裂筋も活性化され、背骨の垂直方向への安定感が高まり、さらに良い姿勢が持続できるようになります。

このように骨盤が後傾していない正しいポジションに戻すと、先ほどの背骨周りの小さな抗重力筋群にふたたびスイッチが入ります。**この背骨周りの筋肉が正しくはたらくと背骨が安定し、猫背になりにくい身体へと変化していきます。**

[猫背になりにくい身体]

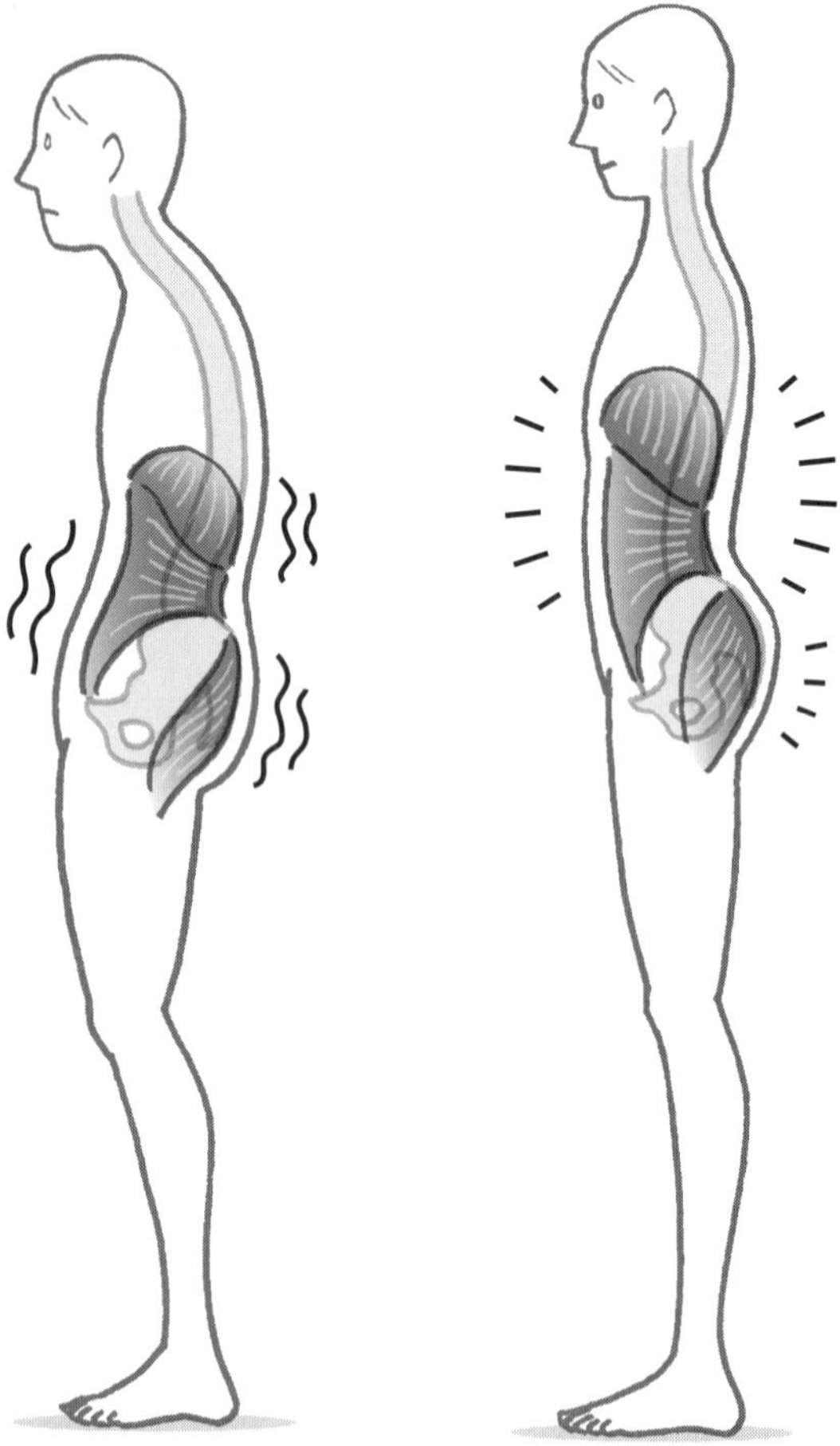

骨盤が後傾していると抗重力筋にスイッチが入らず、猫背になる。

骨盤が前傾していると背骨が安定し、きれいな姿勢を保てる。

股関節の動きを整えてO脚を改善

下半身の悩みでよくあるO脚は、骨盤とどのような関わりがあるのでしょうか。実は**O脚は骨盤にある股関節のはたらきと関係しています。**

股関節の動きは全部で6つあります。「屈曲《くっきょく》」「伸展《しんてん》」「外転《がいてん》」「内転《ないてん》」「外旋《がいせん》」「内旋《ないせん》」で、屈曲と伸展は脚を前後に動かす動き、外転と内転は脚を外側と内側へ振る動き、そして外旋と内旋は脚を外側と内側に回す動きです。この中で特にO脚に関係があるのが、股関節の「内旋」と「外転」の動きです。この内旋・外転動作を行う筋肉が強くなり過ぎると、O脚になりやすくなります。

そしてそのO脚を作り出す筋肉というのが、骨盤から脚の付け根くらいまでの太腿の外側に付いている「大腿筋膜張筋《だいたいきんまくちょうきん》」です。また、筋肉ではありませんが、太腿の外側に

[股関節の動き]

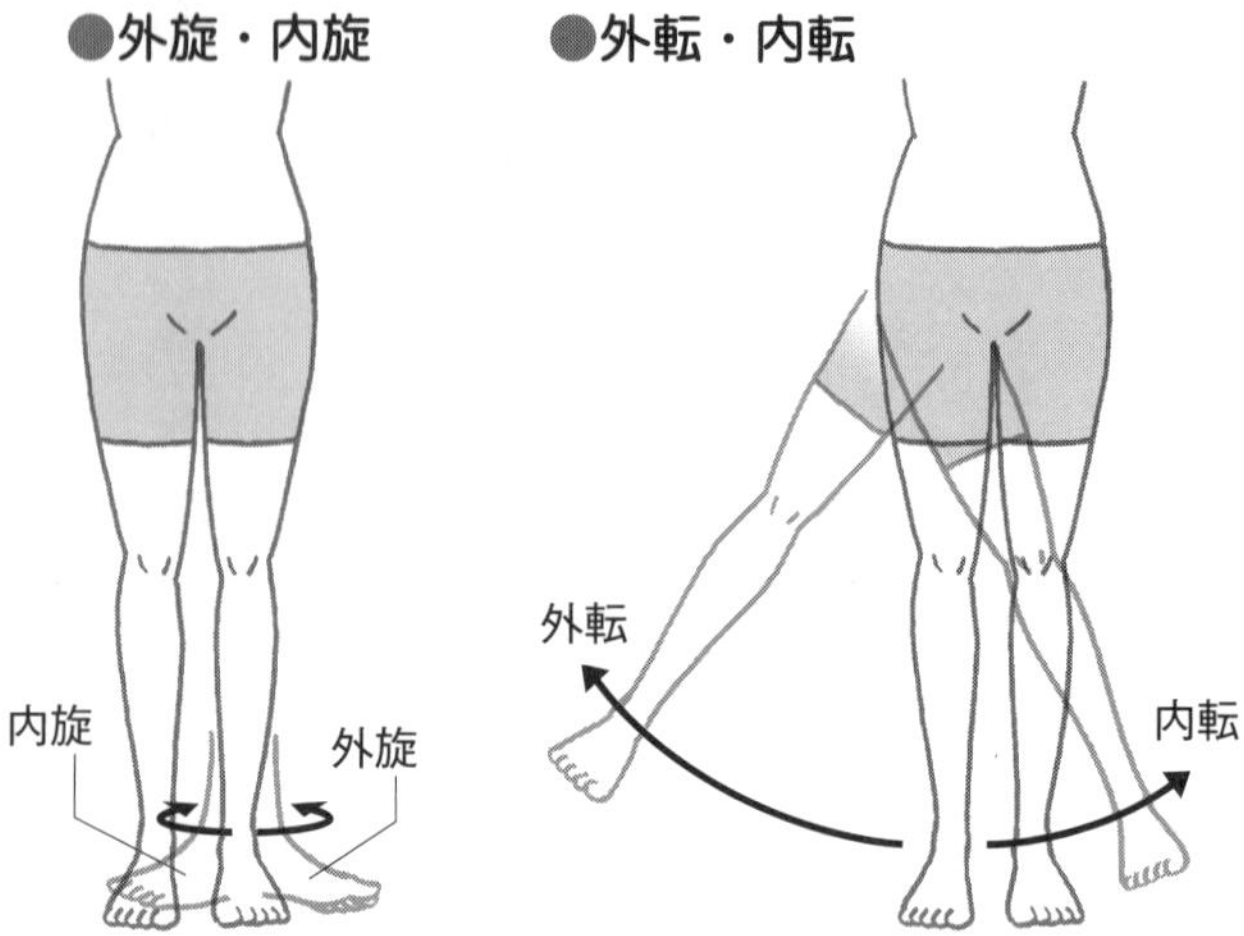

ある「腸脛靭帯《ちょうけいじんたい》」と言われる靭帯のかたさもO脚に関与しています。

そのためO脚の改善には、これらの筋肉や靭帯の緊張を緩めてあげること、そして、「内旋」「外転」という動きに対抗する「外旋」「伸展」「内転」を行う筋肉を強化することが必要なのです。

では、この「外旋」「伸展」「内転」を作り出す筋肉は何かと言うと、「短内転筋《たんないてんきん》」「大内転筋《だいないてんきん》」「中殿筋後部《ちゅうでんきんこうぶ》」「大殿筋下部《だいでんきんかぶ》」の4つです。細かく言えばそのほかにもありますが、メインになるのはこれらの筋肉です。

ここに挙げた筋肉はすべて骨盤から始まる筋肉で、言い換えれば**O脚を作り出す筋肉も、それを改善する筋肉も、すべて骨盤から始まる股関節を動かす筋肉**というわけです。

このように、身体のあらゆる不調を予防・改善するには、おしりの筋肉などの骨盤の筋肉群や、骨盤の安定に関与するインナーユニットなど体幹の筋肉群について理解し、それらの筋肉ができるだけ弱くならないよう普段から意識してエクササイズを行うことが必要なのです。

おしりを鍛えるといつまでも人生を楽しめる！

おしりの筋肉を鍛えると、どんな楽しいことが待っているのか。そんな夢のある話をしたいと思います。

生物の中で、動物と植物の大きな違いのひとつが**「自力で移動ができるかどうか」**ということです。植物は、一定の場所に留まり、エネルギーとなるものを自ら作り出すことができます。一方で、動物は自分でエネルギーを作り出す能力がないため、エネルギーとなるものを探しに行かなければなりません。そのためには、移動する能力が必要となってきます。

この移動手段は動物によってさまざまで、魚は全身の推進筋を使って自由に水中を移動します。陸上では、両生類、爬虫類（鳥類を含む）、ほ乳類、人類が推進筋と抗重力筋を活用して移動します。

その中でも人類は、特におしりの筋肉で代表される抗重力筋が著しく進化しました。そのため、ほかの動物には見られない二足歩行という一見不安定な移動手段を身につけました。しかしそれは、不安定そうに見えるものの、約5億年の進化の過程を経て獲得できたすばらしい手段とも言えます。**二足歩行ができるということは、自分の行きたい**

場所に移動し、自由になった手を使って自分のやりたいことにチャレンジできるということでもあります。

このことは、もともと「移動したい」という本能が人類を含めた動物には備わっていること、そして脳の発達により知識が増え、「知らないことをもっと知りたい」という欲求が増したことがベースになっているのではないでしょうか。だからこそ、「旅行」という行動が成り立つのだと思います。

おしりが発達すると、旅行だけでなくスポーツも年齢に関係なく楽しめます。なぜならおしりの筋肉は最強の筋肉であり、しかも抗重力筋であることから、関節を保護し、バランス能力をアップさせることができるからです。

私が勤めているスポーツクラブで出会った50代の男性は、30代の頃からカーリングを始め、大会にも参加するほど活躍されていました。しかし50代に近くなった頃、左膝が競技中に痛むようになり、普段の生活でも痛みが出るようになってしまったそうです。

整形外科の先生からも、「膝の負担を考えたら、もうそろそろ現役を引退してもいいのでは」とすすめられたそうです。しかし、ご本人はまだまだ現役選手としてカーリングを続けたいという気持ちでいっぱいでした。

私はちょうどその時期にその方と出会いました。そして膝のことを相談されたとき、おしりのチェックをさせてもらいました。その方の場合、痛みが出ている側のおしりの筋肉が明らかに弱く、膝に負担をかけているふくらはぎの筋肉や太腿の外側の筋肉の柔軟性が標準よりも低く、そして股関節の柔軟性も標準以下だったことを覚えています。

そこで、ご自身でできるおしりのエクササイズやかたくなっている筋肉の柔軟性をアップさせるエクササイズをおすすめしました。**6か月ほどトレーニングを継続した頃には膝の痛みが競技中でも出なくなり、また競技の翌日の疲れもだいぶ軽減したらしく、**ご本人は本当に喜んでいらっしゃいました。

私は、スポーツは年齢に関係なく楽しむものだと思っています。ご本人がやりたいのであれば、何歳であってもチャレンジしてほしいのです。ただし、そのためにはおしりの筋力を鍛えることは絶対不可欠です。

おしりの筋力が強いほど間違いなくスポーツパフォーマンスは向上しますし、身体が安定することでケガの心配も軽減され、年齢に関係なく楽しめます。そうやっていつまでもスポーツを全力で楽しんでいただくためにも、おしりのトレーニングをみなさんにおすすめしているのです。

体型維持はおしりのトレーニングから

体型は誰もが気になるものであり、かつ、変化しやすいものです。何歳になっても良い体型でいたいというのは、男女共通の願いではないでしょうか。そして、体型を美しくし、それを維持するためにも、おしりの筋肉のトレーニングが欠かせません。

おしりが発達するとボディラインが変わります。特にウエストからヒップのラインが明確になると、曲線のあるボディになります。

ウエストからヒップのくびれやカーブを出すためには、おしりの筋肉を鍛える必要がありますが、日本人は骨盤の前傾が少ないため、まず、骨盤を前傾させる腸腰筋の発達を促す必要があります。この腸腰筋とおしりのトレーニングを同時に行うことで、丸みのあるおしりに変化していきます。

また、**おしりが発達するとレッグラインも変わります。**おしりの筋肉は人間の身体の中で一番大きく、最も力を発揮できるため、この筋肉が発達すれば脚の筋群は最小限の力を出すだけで十分となり、それほど発達する必要がなくなります。おしりを鍛えると、特に日本人が太くなりやすい太腿の外側やふくらはぎの筋肉が細くなるのです。

意外に思われるかもしれませんが、**おしりの筋肉はデコルテにも変化をもたらします。**おしりが発達すると胸を張るために必要な背骨の胸椎部分にある小さな抗重力筋群にもスイッチが入るようになり、自然と胸が張れるようになるため、デコルテラインが美しく変化していくのです。

このようにおしりの筋肉は、魅力的なおしりを作るだけでなく、ほかの部位を美しくする力を持っており、全身に魅力的な曲線を作ることができます。おしりの筋肉トレーニングは、いつまでも若々しい身体作りに欠かせないものなのです。

これは私のクライアントの50代女性の話なのですが、その女性はおしりに丸みがないことがコンプレックスで、50年以上、タイトなスカートやパンツなどをはくことができなかったそうです。

しかし、おしりのトレーニングを6か月ほど行った頃から、骨盤の前傾やおしりの丸み、そして腰からおしりに向かうカーブが明確に出るようになりました。その頃にはご本人も自分のおしりの変化に気づいてボディラインに自信が持てるようになり、大の苦手だったタイトなスカートやパンツを堂々とはけるようになったのです。

このように、トレーニングをしておしりの筋肉を鍛えると、前までチャレンジできなかったファッションも楽しめるようになります。それほど、おしりの発達はさまざまなことにポジティブな影響を与えてくれるのです。

おしりの持つ可能性を感じていただけたでしょうか。

私は、おしりが変わるとその方の未来も変わると思っています。イメージしてみてください。**腰や膝の痛みを気にせずにいくらでも歩ける体力、スポーツを自由に楽しめる能力、誰が見ても美しい姿勢とボディライン、どんなファッションも自信を持って着こなせる心意気。**これが手に入ったら未来が楽しくないわけがないですよね。きっといつでも笑顔でいられること間違いなしです。

おしりトレーニングに年齢は関係ありません。おしりを変えたいと思ったときから、楽しい未来は始まっています。思い通りの未来を作るために、おしりを進化させていきましょう。

第4章

おしりは何歳からでも鍛えられる！

年代別に見るおしりの衰え方

年を重ねるごとに身体はゆっくりと衰え始めます。その衰え方におしりの筋肉が大きく関わっています。なぜならこれまでにもお話ししたように、おしりの筋肉は二足立位、二足歩行になくてはならない筋肉であり、この筋肉が衰えると、身体の姿勢や歩行など、日常生活に支障をきたすようになるからです。しかしおしりの筋肉は、ゆっくりと退化をしていくため、自分で気づくのが難しいのです。

身体の衰えは、早い方で20代後半から、通常は30代くらいから始まると言われています。かなり若い世代から身体の老化は始まっているのです。ここで、おしりの筋肉がどのように衰えていくのかを年代別に簡単にご説明しましょう。

●30〜40代

おしりの老化は30代から始まりますが、40代になるとさらに老化が進みます。骨盤の後傾化が進行し、おしりの丸みが30代に比べてかなりなくなります。またおしりと腿の境目に脂肪が目立つようになり、身体全体の脂肪も増加することが多いようです。

若い頃に比べて、股関節の大きな動きを伴うスポーツを行う機会が少なくなったり、普段の生活で歩いたり階段を使ったりする機会が少なくなると腸腰筋の衰えに直結します。さらにそれが骨盤の後傾を引き起こし、おしりの筋肉の衰えが進行します。そうすると見た目だけでなく、膝や腰などの関節への負担が大きくなり、関節障害を引き起こす原因となります。

上半身については、デスクワークなどの下を向く姿勢によって背中上部の深層背筋が弱くなり、30代から猫背が始まります。40代ではそれがさらに進行し、肩や首の関節への負担が増加します。**40代くらいから始まる四十肩もこのような積み重ねが原因のひとつとなっています。**

●50代

50代になると、特に運動をしていない限りは、かなりおしりの丸みがなくなっています。当然ながら骨盤も後傾しており、おしりの筋力低下が顕著になります。そのため特に下半身や腰部の関節に痛みや違和感を覚える方が多く、それがもとでさらに、運動をする機会や歩行頻度が減少していきます。上半身についても猫背はさらに進行し、骨盤後傾の進行と重なって背骨のS字カーブもなくなっていきます。

●60代

60代になると、骨盤の後傾がかなり進行しており、おしりの筋肉はかなり減り、丸みもほとんどなくなっています。上半身も背中全体がかなり丸くなる方が多いようです。この年代になるとほとんどの方が関節に違和感を覚えています。**またこの年代になると、運動している方とそうでない方の歩行スピードに差が出てきます。**

●70代以降

70代以降になると、おしりの筋肉はほとんどなくなっており、背中は丸まり、立っていること、歩行することが億劫になる方が多いようです。**それがさらにおしりの筋力低下を引き起こし、小さな歩幅でゆっくりとしか歩けなくなり、バランス力の低下から、転倒する方も増えます。**大きな転倒で骨折などをした場合、そのまま寝たきりになる方も多いと思います。

ここまでが一般的な衰えの流れです。このようにならないためにも、できるだけ早い段階から、おしりのトレーニングを実践する必要があります。**あなたが今、60代でも70代でも大丈夫です。おしりの筋肉は年齢に関係なく発達させることができます。**思い出してください。おしりの筋肉は人間の筋肉の中で一番大きく、最強の筋肉なのです。ですから、おしりのトレーニングを行うことは一番大きなエンジンにスイッチを入れることにつながります。おしりをもう一度強化させることで、しっかりと立ち続け、歩くことがまたできるようになるのです。「とりあえず」でも良いので、おしりのトレーニングを始めましょう。「明日からやろう」ではなく、**「今日からやろう」が大切です。**

「がんばる」よりも「続ける」ことが大切

第1章でご説明したように、おしりの筋肉は抗重力筋で、推進筋よりもゆっくりと成長するのが特徴です。そのため、**エクササイズを継続して行うこと**がとても重要です。どんなエクササイズでもそうですが、実際にやってみると継続するのが意外に難しいのです。また、おしりのエクササイズは止まった姿勢をキープする、いわば地味なトレーニングが多いのも特徴です。これまで私が指導してきた方々の場合、トレーニングを始めるときは、誰でもモチベーションが高く、たとえ地味なトレーニングだとしても「がんばろう」という思いを強く持っていらっしゃいます。そして、最初から少々がんばり過ぎなくらいトレーニングに励まれます。

1か月くらい経つと、トレーニングに飽きてくるのが初心者の方のパターンです。おしりの筋肉はゆっくりと成長するため、1か月では変化を自覚するのは難しいのです。しかし、見た目以外の安定感やバランス力などの機能面は、確実に発達しています。

そして、3か月くらい経つ頃から、よりはっきりとした変化を実感できます。けれど、最初からがんばっていたために、身体が疲労して、モチベーションも下がり、ついにはエクササイズをやらなくなってしまう方が多々いらっしゃいます。これではせっかく良いエクササイズを始めても、目標とする結果に近づくことが難しくなります。

そこで、エクササイズを継続するためのポイントを月ごとにアドバイスしましょう。

●1か月目

エクササイズを開始した1か月目のポイントは「がんばらない」こと。ここでがんばってはいけません。がんばらなくてもできる範囲のエクササイズを繰り返しましょう。

1か月目の課題は「エクササイズの内容を覚えること」です。秒数や回数、セット数もそれほど気にしなくて大丈夫です。1か月目はメニューを完璧にこなすことではなく、1か月間、「やり続けること」に意味があるため、指定された秒数や回数がクリアできなくても、うまくできなくても良いのです。楽にできる範囲で行ってください。無理のない範囲で行うと、エクササイズをやるつらさを感じないので継続力がアップします。すると、1か月はあっという間に過ぎていきます。

●2か月目

1か月目でエクササイズの内容を覚え、基本的な秒数や回数ができるようになったら、2か月目の課題は1か月目より行うエクササイズの種類や秒数や回数、セット数を**「ちょっと増やすこと」**です。ここで大切なのは少しだけ増やすこと。感覚的な表現で申し訳ないのですが、エクササイズ後の疲労感が心地良いくらいで十分です。「楽ではないけれどすごくつらくもない」くらいがちょうど良いのです。2か月目にエクササイズの種類や負荷をアップさせることで、継続力を維持しながら、効果を引き出せます。

●3か月目

「2か月目より負荷を上げること」が3か月目の課題です。上げるといっても感覚的に、エクササイズ後の疲労感がしっかり自覚できていれば十分です。

3か月目はもうひとつポイントがあります。それは**「休むこと」**です。体調が良くないときや疲れているときはエクササイズをお休みしてください。これが大事です。

特に真面目な性格の方に多いのですが、トレーニングに集中し始めると、身体から疲労のサインが出ているにもかかわらず、絶対にやらなければいけないという義務感でエクササイズを行ってしまいます。そうなると、身体が回復しないうちに運動を行うことで、かえってケガや筋肉の退化につながる「オーバートレーニング」という状態になります。そうならないためにも、自分の体調をチェックしながら行ってください。3か月目まで継続できると、それなりに自分のおしりの進化を体感できるでしょう。

でも、ここで安心してはいけません。**おしりの筋肉は継続的に刺激を与えないと、すぐに退化を始めてしまいます。**体調を日々確認しながら、多少の疲労を感じる程度で良いので、その後も継続してください。

「ながら運動」も効果的！場所別簡単エクササイズ

おしりを鍛えるためには「7つのベビーステップ」を活用するのがもちろん一番効果的ですが、普段の生活の中でもちょっとした工夫をすることで、さらに効果を引き出すことができます。習慣として行っている行動の中にエクササイズの要素を取り入れると定着しやすく、それ自体が習慣化します。いわゆる**「ながら運動」**ですね。

この「ながら運動」の優れたところは、**メインのベビーステップの効果をさらにアッ**

プさせるだけでなく、ベビーステップのエクササイズができないときの補強運動として活用できるところです。また、誰でもできる簡単なものなので、ぜひ「ながら運動」を覚えて毎日の生活に取り入れてください。

ここでいくつかの場面でのエクササイズを提案しますが、ご自身が習慣としている行動の中で行うのが一番良いので、全部やろうとせず、無理なくできそうなもの、今すぐできそうなものから試してみてください。

●テレビを見るときの「ながら運動」

テレビを見る機会が多い方におすすめの「ながら運動」は、**「股関節の開きストレッチ」**と**「骨盤ウォーク」**のふたつです。

まず「股関節の開きストレッチ」ですが、床にあぐらをかくように膝を開いて座り、両方の足裏を向かい合わせにします。このとき足の裏同士はくっつけず、手のひら1枚分の隙間をあけるようにします。両膝の外側を床に近づけるようにして、できる範囲で開きます。上半身は、両手を後ろの床につけてリラックス。そのまま30秒キープしましょう。できればこれを3セット行います。

そしてもうひとつの「骨盤ウォーク」は、おしりで歩くようなエクササイズです。両脚を伸ばして座った状態で、骨盤を振りながら前に4つ進み、そして後ろに4つ戻ります。特に、戻る動作を意識してみてください。

●料理中の「ながら運動」

立って料理をする方におすすめの「ながら運動」は、**「左右の体重移動」**です。両足の幅をこぶし1個分あけて、つま先は真っ直ぐにして立ちます。それができたら、あとは料理をしながら、体重を左右の足に交互に移動させるだけ。左右合わせて20回を1セットとして、3セットくらいを目標にやってみてください。

このながら運動はとても簡単ですが、ポイントがあります。体重をかけたほうの足で床をしっかりと押しましょう。また、体重をかけたほうの膝や股関節が少し曲がってい

［ 股関節の開きストレッチと骨盤ウォーク ］

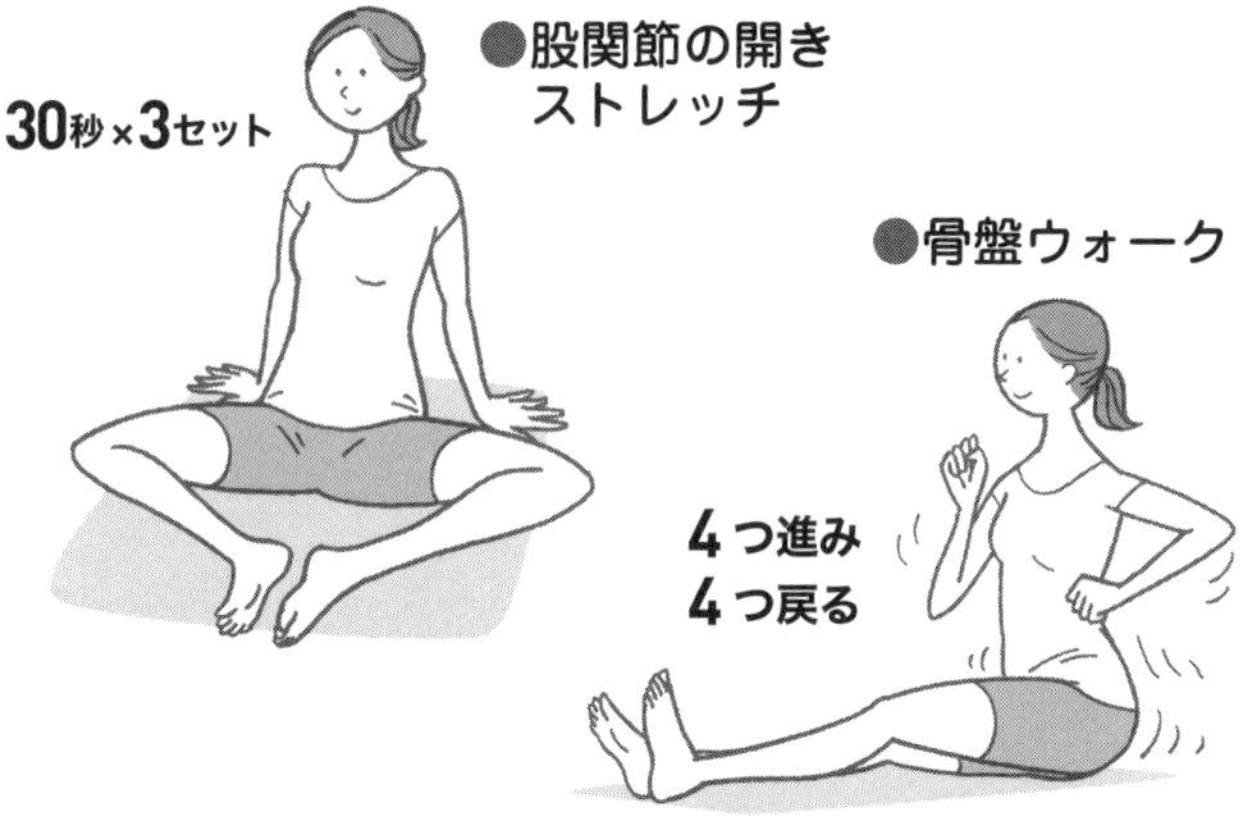

ると、さらに効果的。動作のスピードはゆっくりで大丈夫です。できれば、裸足や薄い靴下を履いた状態で行うのがおすすめです。

●歯磨き中の「ながら運動」

歯磨きは誰もが毎日行う習慣ですが、朝と夜で2回、昼も食事後に磨かれる方はトータル3回、歯磨きをしていることになります。よく「歯は3分間磨きましょう」と言われますが、この貴重な3分間の習慣をぜひ「ながら運動」に活用してください。

歯磨き中の「ながら運動」は、**「片足1**

センチアップ」と**「腿の水平上げ」**のふたつです。どちらも足の幅をこぶし1個分あけ、つま先を真っ直ぐにする姿勢が基本となります。

「片足1センチアップ」はその名の通り、片足を床から1㎝上げるだけ。まずは、そのまま15秒キープからスタートし、慣れてきたら1分間キープを目標とします。これを左右やると2分間。歯磨き3分間に収まりますね。

もうひとつは片足上げが少し苦手な方に特におすすめの「腿の水平上げ」です。こちらは腿が床と水平になるように脚をおへその下あたりまで持ち上げ、それを足踏みするように左右交互に行います。腿を上げる際に、上げていないほうの足の裏でしっかりと床を押しながら行うのがポイントです。左右合わせて20回を1セットとして、3分間で2セットできることを目標にしてみてください。一見「片足1センチアップ」より難しそうですが、バランスをとって止まっている時間が短いので、こちらのほうが簡単です。

左右合わせてふたつのエクササイズを両方行うのが良いのですが、慣れるまではやり

［ 腿の水平上げ ］

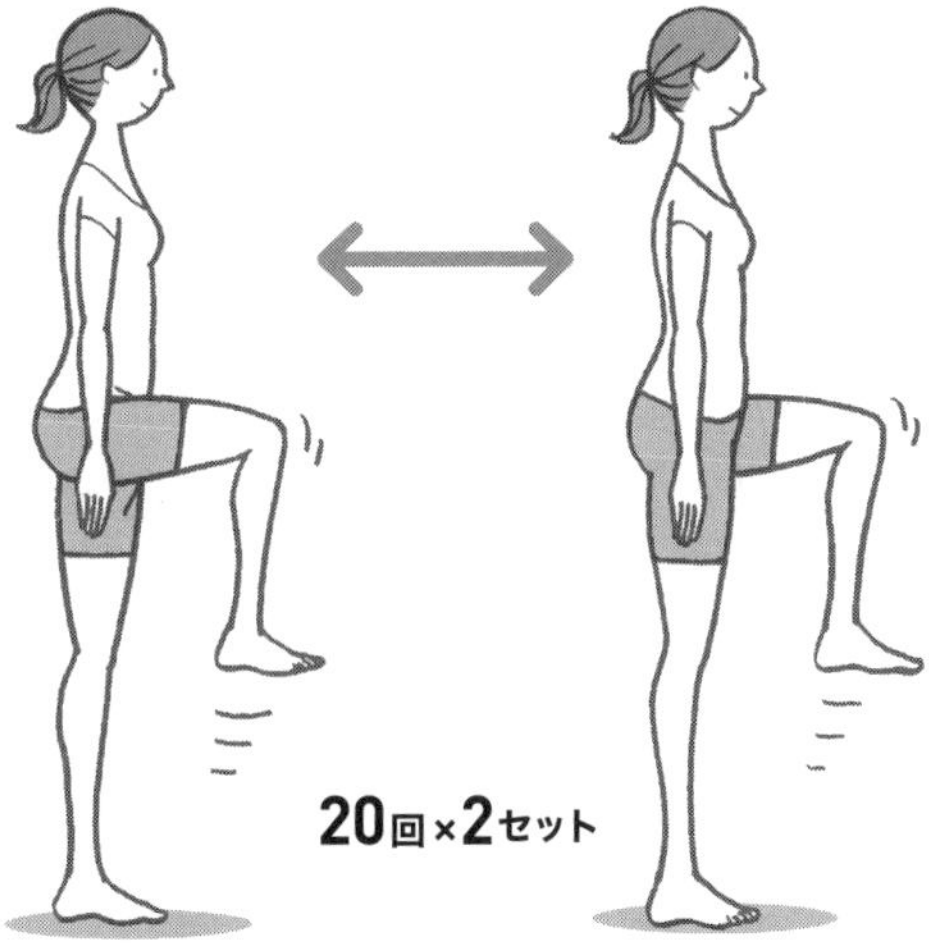

やすいほうのエクササイズから行ってみてください。

●お風呂の「ながら運動」

湯船の中や、お風呂の椅子に座っているときにできる「ながら運動」は、4つあります。どれも、足の指を解放させ、動きを良くするものです。

足の指が動きにくい人は、足裏の安定性が低くなり、機械受容器も鈍くなるため、実はおしりの筋肉もうまく使えていないことが多いのです。ぜひ、足の指を解放させる運動をやりましょう。

4つの運動とは**「パー運動（指を全力で開く）」「上チョキ運動（親指を反らせて、ほかは曲げる）」「下チョキ運動（親指だけ曲げて、ほかは反らせる）」「全部上げ運動（すべての指を反らせる）」**です。

最初の「パー運動」は、足の指を全力で開きます。特に親指と小指を真ん中の3本からしっかりと離すことを意識してみてください。これを15秒行います。

「上チョキ運動」は親指を反らせ、ほかの指を軽く曲げます。そのまま15秒間キープします。このとき、親指もほかの指も、指先だけでなく付け根からしっかり反ったり曲げたりすることを意識してください。

「下チョキ運動」は「上チョキ運動」の逆の動きで親指を曲げ、ほかの指を反らせます。同様に指の付け根から動かすように意識しましょう。これを15秒間キープします。

最後は、全部の指を反らせる「全部上げ運動」です。これも、指の付け根から動かすことを意識して15秒間キープです。

この4つの運動は、ここでご説明した順序の通りに行うのがベストです。指がうまく開かなかったり、反らなかったり、左右の足で指の曲がり具合に差がある場合は、両手でサポートしてあげてください。

足の指は手の指と違って、あまり自由に動かせない方がほとんどですが、繰り返し行うことで、自由度はアップします。足の指を活性化させてしっかりと地面を踏みしめ、おしりの筋肉をうまく使えるようにしていきましょう。

以上4つの「ながら運動」、いかがだったでしょうか。ここに挙げたのはほんの一部です。たとえば、毎日犬の散歩をされる方は、大股で歩いて股関節を使うだけでも運動になります。**習慣化された行動に「ながら運動」を足すことが大切です。そうすれば、「ながら運動」が今度は習慣化された立派なエクササイズとして確立されていくからです。**

「ながら運動」を、ぜひ活用してみてください。

正しい立ち方、歩き方、座り方

普段の生活でおしりを鍛えられるようにするには、正しい姿勢を意識することが大切です。私たちは多くの時間を立ったり座ったり、歩いたりして過ごしています。それらの姿勢が正しくできるようになると、おしりの筋肉にも自然とスイッチが入り、長時間立っていても苦になりません。正しい立ち方、歩き方、座り方をぜひ覚えてみてください。

●正しい立ち方

おしりの筋肉が発達すると、自然と立ち姿勢も凛として美しいものになっていきます。みなさんもご存知の通り、立ち姿勢はその方の見た目に大きく影響を与えます。猫背の方はなんとなく元気がなく見え、さらに年齢よりも老けて見られがちです。そうならないためにも、正しい立ち姿勢を身につけたいものですね。

正しい立ち姿勢とは、本来は無意識で立っている姿勢のことで、どこにも緊張や力みがない状態です。しかしおしりが退化すると、いろいろな部分の関節（膝関節や足関節など）の位置が不安定になり、力む必要がない部分にまで力が入ってしまうことが多いのです。しかも、本人はそれに気づいていないことがほとんどです。

正しい立ち方のポイントは、ひとつめは両足の間をこぶし1個分あけて立つことです。おしりが弱くなってくるとバランス力が低下するため、立っているときの両足の間の幅が広くなりがちです。できるだけ、こぶし1個分の幅で立つように意識をしましょう。ふたつめはつま先を真っ直ぐ前に向けること。内向きでも外向きでもなく、できるだけ真っ直ぐにします（少しなら外向きになってもＯＫ）。３つめは、両膝を少し外側に回すようにしておしりを締めること。

ここまでが下半身に関して意識するポイントで、４つめは胸を軽く張ることです。そして最後の5つめは、おへそを軽くへこませること。これで以上です。この5つのポイントを意識して立つようにしてみてください。

●正しい歩き方

おしりの筋肉が発達していて、活用できている方は、歩き方もスムーズで安定感が抜群です。そのため、どんな急な坂道でも、不安定な山道や砂浜でも、問題なく歩くことができます。ここでは、平地と階段での正しい歩き方をアドバイスします。

まずは平地のポイントですが、ひとつめは歩くときの足と足の横幅です。専門的には「歩隔《ほかく》」と言うのですが、「立ち方」のポイントと同じでこぶし1個分の幅で歩くようにしてください。ふたつめは足が地面に着く際は、必ずかかとから着地すること。できれば、かかとの外側を意識して着地するよう心がけてください。そして3つめですが、着地をしたらすぐにしっかりと地面を押して進んでください。長く押せるようになると歩幅が大きくなり、歩くスピードも速くなります。ここまでが下半身のポイントです。

次は上半身ですが、立ち姿勢と同じく、4つめと5つめのポイントは胸を張り、おへそを軽くへこませることです。そして最後に6つめですが、両手の親指を進行方向に向けて歩くようにしてみてください。この6つのポイントを意識すると正しい歩き方に近づいていきます。できる範囲で良いのでチャレンジしてみてくださいね。

次に階段の上り下りですが、平地での歩き方を基本として、上りでは上体をやや前に傾けます。そうすることでおしりの筋肉を活用しやすくなります。そして踏み出した脚にしっかりと体重をのせて床を押し、もう片方の脚を付け根から曲げるように引き上げていきます。この繰り返しで上ってみてください。前の脚に体重がのってから次の脚を引き上げることが大切です。

下りでは着地の際に、膝をやや外側に向けたまま、指先を反らせ、小指の外側から着地するように心がけてみてください。そうすることでおしりの筋肉を常に活用して衝撃を吸収できるので、膝の負担を軽減できます。

上りと下りで共通しているのが、上半身の背中が丸くならないことです。階段でも胸を張って、おへそは軽くへこませて歩いてみてください。

●正しい座り方

ここでは、椅子に座っている場合でご説明します。まずひとつめのポイントですが、坐骨で座ること。椅子に座ったときに手のひらをおしりと腿の境目あたりに入れると、骨盤の一部の骨が手のひらにあたるのがわかるかと思います。それが坐骨です。坐骨を意識して座ると、骨盤が真っ直ぐに起き上がります。骨盤をしっかりと立たせることが正しい座り方の重要なポイントなので、意識して坐骨で座るようにしてください。

ふたつめのポイントは、胸を張りながら背筋を上に伸ばすこと。上から糸で頭を吊られているイメージです。そうすることで上半身がきれいな凛とした姿勢になります。

「立ち方」「歩き方」「座り方」。実際にやってみると正しい姿勢を維持するのはなかなか大変です。まずはできる範囲で意識をして繰り返してみてください。繰り返していくことでいつの間にか自分のものとして身についていきます。

筋肉を育てる「三位一体」の原則

筋肉を育てていくために必要な原則として、**「三位一体」**があります。ここでの三位は、**「良いエクササイズ」「バランスのとれた食事」「休養」**の3つです。この3つには優先順位がありません。なぜなら、それぞれがお互いに影響し合っているからです。この3つがすべてそろったときに筋肉は確実に育ち、どれかひとつでも欠けると筋肉は育ちません。それくらい大事な原則なのです。

そのため、みなさんが「7つのベビーステップ」のエクササイズをがんばってくれたとしても、栄養バランスの悪い食事をしていたり、きちんと休養（睡眠や休息）をとらない生活を続けていたら、おしりを発達させることはできません。**エクササイズを行ったら栄養バランスのとれた食事を摂り、しっかりと休養することを忘れないでください。**

タンパク質が「衰え知らず」の身体を作る

では、食事ではどんなことを意識すれば良いのでしょうか。私がおしりを育てるために重要だと感じている栄養素は、タンパク質です。このタンパク質こそが筋肉の材料なのです。タンパク質には、牛肉や豚肉、鶏肉、魚肉、卵、乳製品などの動物性タンパク質と、豆腐や納豆、小麦、大麦などに含まれる植物性タンパク質があります。

筋肉を作るうえでは両方のタンパク質をしっかりと摂ることが大事ですが、割合に関して言うと植物性タンパク質を動物性タンパク質より多めに摂ることをおすすめします。

理由は、動物性タンパク質は筋肉になりやすい性質が高い半面、動物性の脂肪も多く含まれているため、動脈硬化や心筋梗塞、脳梗塞のリスクを高めるからです。一方、植物性タンパク質、特に大豆のタンパク質は、食べ物で摂取した余分なコレステロールを体外に排出するはたらきや、血中の悪玉コレステロールを減少させるはたらきがあります。そして、大豆のタンパク質にある「β《ベータ》-コングリシニン」という成分は、中性脂肪や内臓脂肪を減少させるはたらきもあるとされています。

年齢が高い方ほど、動物性タンパク質より植物性タンパク質を多く摂る習慣を付けると良いかと思います。

体重1キロあたり1・5グラムのタンパク質を

では、1日にどれくらいの量のタンパク質を摂れば良いのでしょうか。私の考えでは**体重1kgあたり、1・5gのタンパク質を摂るのが理想です。**たとえば、体重50kgの方ならタンパク質75ｇが目安。タンパク質は年齢に関係なく体重に比例しているので、同じ体重なら、20歳でも70歳でも、筋肉を作るためには同じ量のタンパク質が必要です。

たったの75ｇと思う方もいらっしゃるかもしれませんが、75ｇのタンパク質を摂取するのは実は大変なのです。タンパク質は牛肉で１００ｇ中20ｇ前後、脂肪が少ないと言われる鶏のささみでも１００ｇ中23ｇ程度しか含まれていません。また植物性のタンパク質を多く含む納豆でさえ、１パック（50ｇ）で８ｇ程度です。そのため体重50kgの人が目標の75ｇのタンパク質を毎日摂るためには、牛肉なら約４００ｇ（ステーキ3〜4枚）、納豆なら10パック程度を毎日摂取しなければいけないのです。これは現実的ではないですよね。

もちろん栄養素は食品で補うのが一番なのですが、**現実的に足りない部分を補うために、私がおすすめするのはサプリメントを活用することです。**

運動をする方やアスリートの間では一般的に使われますが、プロテインというタンパク質のパウダーを水やジュースなどに溶かして飲むことで、タンパク質を気軽に摂ることができます。また最近はアミノ酸といって、タンパク質をもっと細かく分解し、身体に吸収しやすくしたものもあります。このアミノ酸は、スティックの粉砂糖と同じくらいの量（約4g）で、ステーキ1枚分（約100g）や納豆2・5パック分と同等のタンパク質を気軽に補給できるのです。

通常の食事とサプリメントを組み合わせれば、体重1kgあたり1・5gのタンパク質の摂取も難しくありません。興味のある方はサプリメントもぜひ試してみてください。

食事についてはタンパク質を強調しましたが、野菜や果物も普段から多めに摂ることをおすすめします。

「三位一体」の原則に従って、良いエクササイズをしたら、バランスのとれた食事を摂り、しっかりと休養する。この3つを心がけておしりを鍛えましょう。

●著者　松尾タカシ（まつお　たかし）
1968年、佐賀県生まれ。ヒップアップ・アーティスト。長年のフィットネストレーナーとしての経験から、機能解剖学上でも大変重要な意味を持つ「おしり」に着目。おしりの筋肉を鍛えることによって、身体機能を活性化しながら姿勢を正し、身のこなしを美しく変えていく独自のメソッド“Progress Body”を開発。プライベートおよびグループレッスン、企業向けレッスンを行うほか、オリジナルの健康グッズの開発も手がける。著書に『“美乳”も“美脚”も“美尻トレ”から　ヤセたければ「おしり」を鍛えなさい。』（講談社）がある。
http://hipup-artist.com/

●監修者　前田慶明（まえだ　のりあき）
広島大学大学院医歯薬保健学研究院助教。博士（保健学）。骨・関節系、神経系専門理学療法士。専門はスポーツリハビリテーション学および運動器系理学療法学。広島県トレーナー協会理事。日本理学療法士協会、日本臨床スポーツ医学会、日本運動器科学会などに所属。骨盤ブランドメーカー『ラボネッツ』の歩行補助スパッツの開発に際し、共同研究実施。

● Staff
	イラスト	中村知史
	モデル	村川敦子（Prestige）
	撮影	奥村暢欣（スタジオダンク）
	スタイリング	木村ゆかり
	ヘアメイク	河本花葉（スタジオSUNSEED）
	本文デザイン・DTP	山田素子（スタジオダンク）
	編集協力	津金啓太　伊達砂丘（スタジオポルト）
	取材協力	西田和代（プロイデア オフィス）
	衣装協力	ヨギーサンクチュアリ　☎03-5768-2792
	校正	くすのき舎　岡野修也

「おしり」を鍛えると一生歩ける！
寝たきり・腰痛・ひざ痛を防ぐ

●協定により検印省略

著　者　松尾タカシ
監修者　前田慶明
発行者　池田　豊
印刷所　日経印刷株式会社
製本所　日経印刷株式会社
発行所　株式会社池田書店
〒162-0851　東京都新宿区弁天町43番地
電話 03-3267-6821（代）／振替 00120-9-60072

落丁・乱丁はおとりかえいたします。

ISBN978-4-262-16547-9

1601101